〝がん〟のち、晴れ

「キャンサーギフト」という生き方

伊勢みずほ　五十嵐紀子

はじめに

伊勢　みずほ

２０１5年5月、私を支えてくれた大切な方が「咽頭がん」で亡くなりました。園芸家の柳生真吾さん。4月に山梨の病院へお見舞いに行ったとき、ご自身の病気を押して、私に生きるエネルギーをくださいました。

ウィッグ姿の私を見た真吾さんは、「とって見せて」とウィッグをはずすよう促しました。髪の毛が抜けて以来、人前でウィッグをはずすなんて考えられません。でも、このときは素直に、私は帽子を脱ぐようにウィッグをはずしました。

「前から思っていた。キレイだよ。よく頑張ったね」

真吾さんはそう言うと、わずかに残った髪の毛を見ながら「切った方がいい。何もない方が絶対に強い」とおっしゃいました。そしてハサミを取り出し、チョキンと切った髪の毛を、窓から遠くに見える富士山に向けて、風に乗せて飛ばしてくださいました。

髪の毛が抜けることは本当につらかった――。でも、それは「生きたい」という思いの証しであり、ぼうず頭は頑張った結晶でもあるんだって、大きな勇気をもらいました。

「一緒に書いてみませんか？」

五十嵐紀子さんから本書の執筆を誘われていた私は、この出来事に大きく背中を押されました。もしかしたら私の経験が誰かの役に立つかもしれない。そして、自分の心にももっと変化が生まれるかもしれない。そんな期待を胸に、「ありのままを記す」と決めました。
「がん」は発症しないに越したことはありません。でも、自分の命と真剣に向き合い、限りある時間の貴さを教えてくれる――。そんな病気でした。「がん」が私たちにもたらしたものは、決して悪いことばかりではなかったのです。「キャンサーギフト＝がんからの贈り物」という言葉の意味を、今かみしめています。

紀子さんは大学で英語とコミュニケーション学を教えていらっしゃいます。乳がんの手術をして7年目の今年、ようやくご自身の病気のことを周囲の人に話されました。長い間、人知れず闘っていらしたのですね。7年分の勇気を振り絞り話すことで得たものは、いったいどんな「ギフト」だったのでしょう。いつも笑顔で、テキパキと仕事をこなし、海外も国内も出張で飛び回り、本当にがん患者なの？　と思ってしまうほど明るくユニークな紀子さん。がん1年生の私にとって、元気な姿を近くで見せてくれることは、どれほど励みになることか。紀子さんとの出会いは、私に訪れた「キャンサーギフト」です。

病気を授かる前に比べると、毎日、毎時間、毎分、毎秒の充実していることといったらありません。一瞬一瞬のできごとが、まるでアニメーションのようにキラキラと輝いて見えるんですよ！　今の私、とても幸せです。

ここに至るまで本当に多くの方々に手助けをしていただきました。病院関係者の皆様はじめ、職場の皆様、お友達、テレビやラジオを見聞きして応援してくださる皆様、そして家族。全ての方に心から感謝申し上げます。

「乳がん」という病気と私たちの経験は、何も特別なものではありません。12人に1人が罹《り》患《かん》するといわれる病気です。知っておいて損はありません。男気あふれる私たちが、勇気をもってさらけ出す（笑）この一冊が、一人でも多くの方のキャンサーギフト探しのヒントになることを願っています。

2015年11月

目次

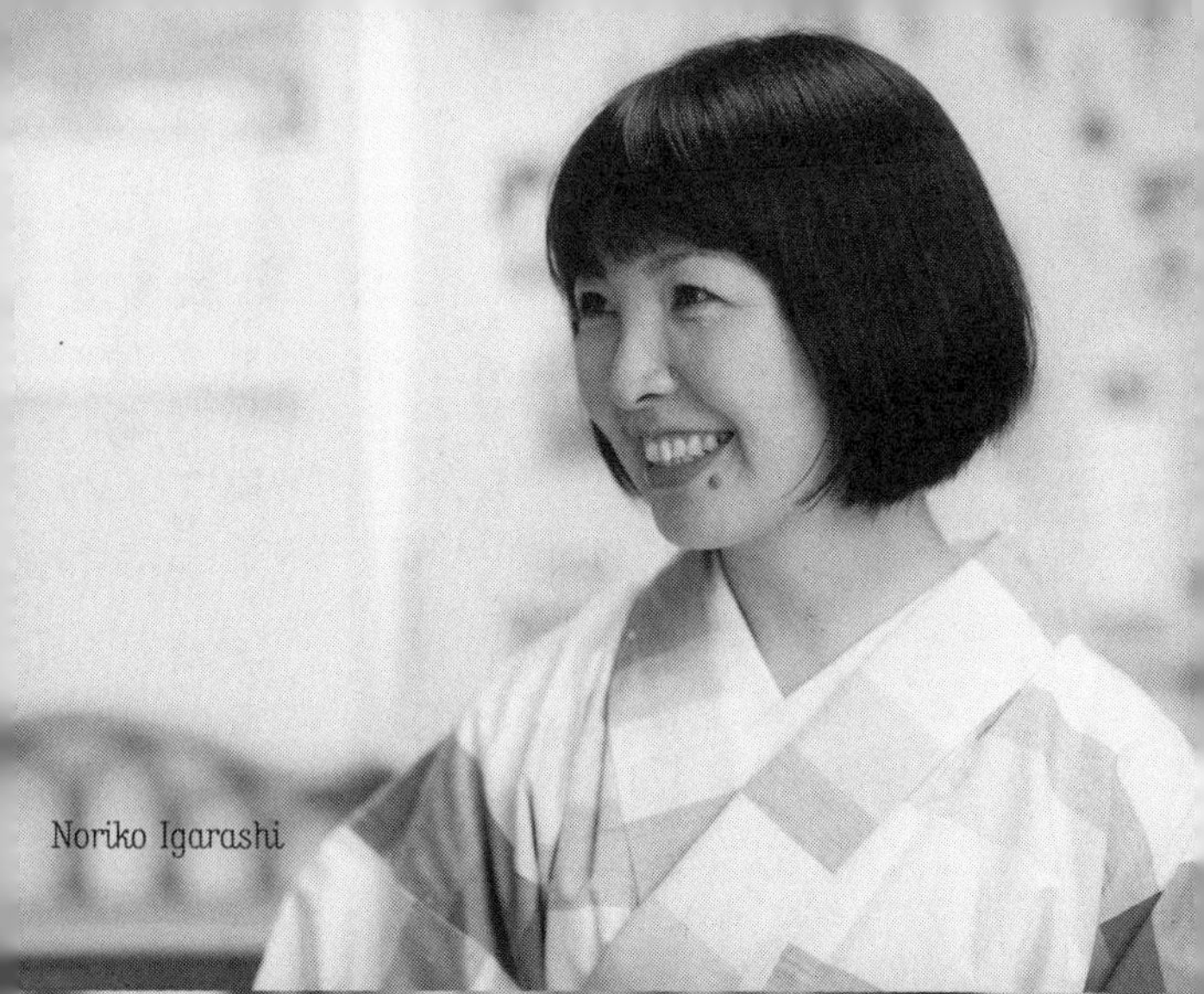

Noriko Igarashi

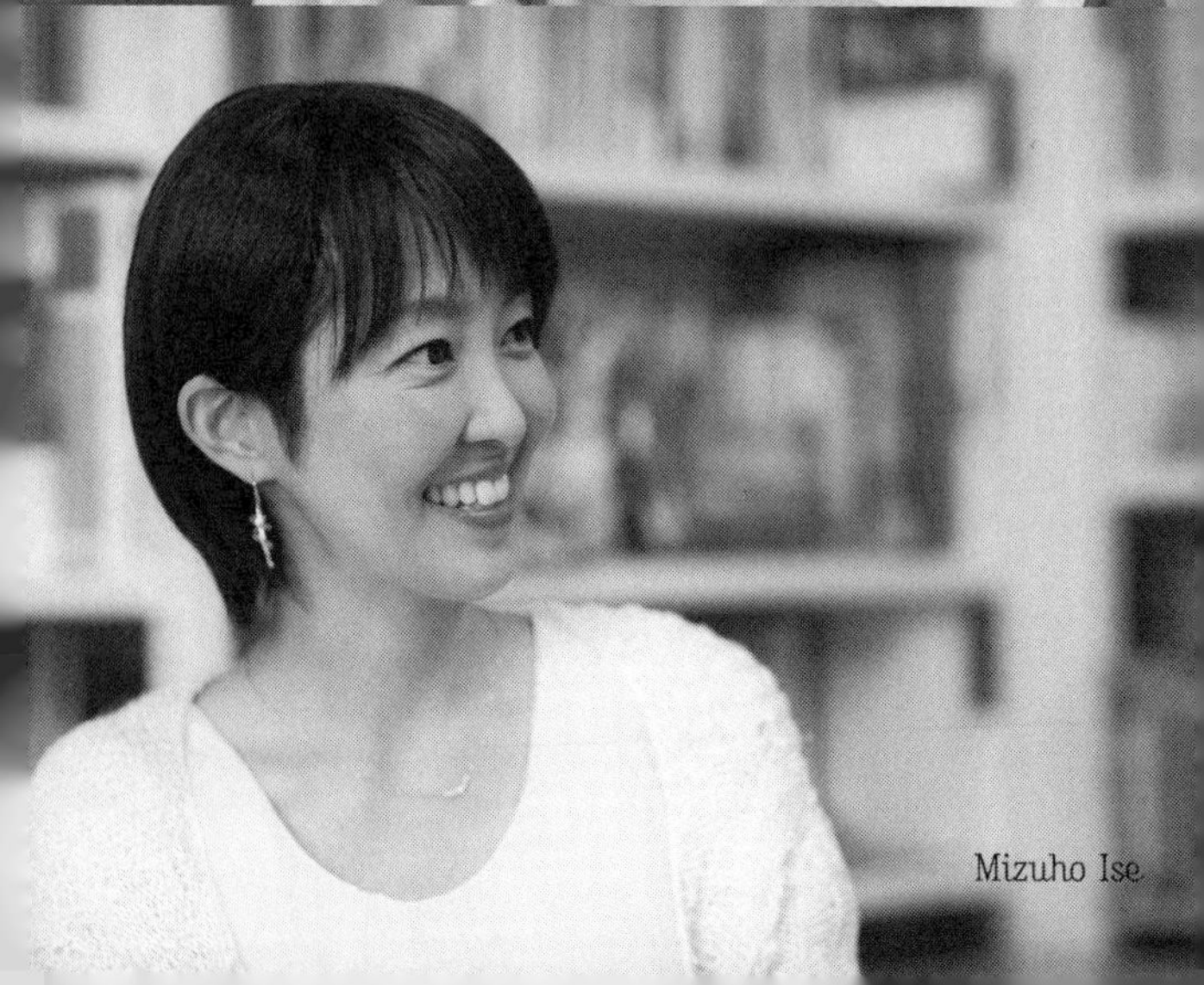

Mizuho Ise

告知

35歳以上独身＝
ハイリスク

伊勢みずほ

ステージⅡb、
転移あり

五十嵐紀子

告知

35歳以上独身＝ハイリスク

伊勢　みずほ

2014年6月12日――。この原稿を書き始めた、ちょうど1年前のその日、私は〝乳がん〟と告げられた。治療は当然、まだ続いている。

この得体《えたい》の知れない何かと向き合う日々は、私に大いなる変化を生んだ。

この経験を伝えたくて……。

私の経験が皆さんの糧となれば、皆さんが自分と向き合うきっかけになってくれれば、こんなにうれしいことはありません。


大学卒業後の2002年、私はBSN新潟放送に入社しました。職業は「アナウンサー」。2010年に独立してフリーになりましたが、新潟の街を元気にする、その思いを胸に仕事を続けてきました。

休むことなく走れたのは、元気な体と皆さんの支えがあったからです。

そんな体に違和感を覚えたのは昨年の春。右胸の上の方に、何となく「しこり」のようなものを感じました。

たいしたことはないだろう――。軽い気持ちでかかりつけの女性クリニックに行ってみました。5月26日のことです。

エコー検査の結果は、やはり杞憂《きゆう》と呼べるものでした。

先生は優しい口調で「嚢胞《のうほう》だと思うから、大丈夫よ。水が溜《た》まっているもので、たくさんできる人はごろごろできるの」。

そう言いながらも「念のため」と言って、新潟ブレスト検診センターに紹介状を書いてくださいました。

今振り返ると、先生にはきっと〝悪い予感〟があったのです。でも、私の体には「がん」と思い当たる、予兆らしい予兆はなかった。

私は交際中の彼（現在の夫）に電話をして、「嚢胞だから大丈夫だって」と明るく伝えました。

6月4日、紹介状を持って「新潟ブレスト検診センター」に行きました。ここは紹介状なしでは診てもらえません。そのことを知ったのは後のことでした。

ロビーはきれいで明るい雰囲気です。問診票を書いて提出、しばらくすると名前を呼ばれました。おしゃれなチェック柄のケープに着替えて、マンモグラフィーの順番を待ちます。

「これが痛いんだよな……」なんて思っていると、「伊勢みずほさん、どうぞ」と優しい声。

マンモグラフィーは3回目です。でもここ3年くらいは受けていませんでした。


「右と左、それぞれ2回ずつ、計4回撮ります」

腕を上げて、脇の下に機械を入れて、おっぱいを引っ張られて、機械でぺちゃんこに潰《つぶ》されます。

「ハイ、息を止めて!!」と言われるものの、息なんて痛すぎてできない。言われなくても止まってる!!

やっと4回終わった。でも、間髪をいれず「伊勢さんは右側のしこりがよく見えるようにもう一度撮りますね」と看護師さん。優しい声が鬼の声に聞こえた。

撮影中は「いいですよぉ！　上手ですよぉ！」と褒められるのだが、気分がノリノリになることはもちろんなかった。

マンモグラフィーが終わって診察が始まりました。担当の先生は以前テレビで共演していただいた方。緊張が少しほぐれて笑顔になった、その瞬間……。

「大変だね」

意味深な一言。

先生から膝をぽんと叩《たた》かれて触診が始まりました。

「問診票にある『親戚に乳がんの人がいる』のは全く気にしなくていい。35歳以上独身、これは大いに気にしなさい。〝ハイリスク〟です」

言葉が突き刺さる。

ご存じの方も多いと思いますが、乳がんは「エストロゲン」という女性ホルモンの働きが関与しています。したがって、「初潮が早く、閉経が遅い人」や「初産が35歳以上の人」、そして「出産経験、授乳経験のない人」などは特に注意が必要とされています。

両方の胸を両手で触診してもらい、ベッドに寝かされてエコーで詳しく調べます。私の余裕はここまででした。

「冗談抜きで怪しい。すぐに細胞診するよ」

先生の真剣な声に、一気に感情が爆発しました。泣くつもりはなかったのに、涙が全然止まりません。

胸に麻酔の注射をして2ミリくらいの傷を付けます。太い管のような針を怪しげな「しこり」まで刺し、壊さないように細胞を採取する。

「バン！」という大きな音とともに、胸の辺りにじわ〜っと広がる熱さと痛み。これが計4回。

そして、先生から信じられない言葉。

「がんの可能性が高いから、次回結果を聞きに来るときは家族と一緒に来てください」

頭の中が真っ白になった。涙だけは出続けた。

看護師さんが優しくて、別室で休ませてくれた。

私は胸の出血が止まるまで左手で強く押さえ続けました。きっと必要以上の力が入っていたのでしょう、その後、検査の傷痕は内出血して青あざのように広がってしまいました。

服を着替えて会計を終えて車に乗りました。

「いや、まだ分からない」そう思いたかったけれど、先生の言葉や表情、看護師さんのいたわり……全てを考慮した結果、私の中ではもう「乳がん決定」でした。

それから結果が出るまでの1週間。

楽しいこともあったけれど、ずっと胸の傷が痛んだから、不安を忘れることなんてできません。

ただ彼だけは前を向いて、私を明るい方向へ励まし続けてくれました。

「大丈夫！　絶対大丈夫だから!!」

私は父を「胃がん」で亡くしています。亡くなったのは、私が就職活動をしていたころでした。

父の職業は「医師」。

自分の病を知った父は、現在の病状とこれから「がん」がどう進行していくかを、死の間際まで母に説明していたといいます。自分の命が尽きることを、父は誰よりも知っていました。

「今この段階だから、次はこうなるはずだ……」

父からすれば、母に心の準備をしてもらう気遣いだったのかもしれません。

でも母にとっては、必死につかんだ砂が、指と指の間からサラサラとこぼれ落ちていく、そんな感覚だったのではないでしょうか。

母にまた同じ思いをさせるわけにはいきません。

6月12日、再びブレスト検診センターへ。この日が、私の〝がん告知日〟となりました。

「家族と一緒に来てください」。母に伝えられなかった私に、仕事を午前中で切り上げてくれた彼が付き添ってくれました。

私の名前が呼ばれます。

すっくと立ち上がった彼を、私は引き止めました。結果だけは一人で聞く覚悟だったのです。


先生の表情は覚えていません。

「一人で来たの？　一人で聞くの？　一緒に来ている人、入ってもらったら？」

「ショックが大きいと思うので、私一人で聞きます。大丈夫です……」

短い沈黙の後、

「悪いよ」

この「ワルイヨ」の四文字が、私の鼓動を一気に早めました。

はっきりものをおっしゃる先生で、そこは嫌いじゃありません。マンモグラフィーの写真を見せながら、先生は説明をしてくださいました。

ペン先で示しながら、ここが石灰化している。広がっている。広がるタイプだ。手術が必要だ。扇形に胸を切り取る。再建手術もできる。病院を紹介する。後は病院の方針に従うしかない。ブレスト検診センターでできることは「がん」であることを伝えることまで……。

そんなことをおっしゃっていたような気がします。

丁寧に説明してくださる先生の声が、とぎれとぎれで頭に入ってこない。

涙があふれました。

何とも申し訳ない気持ちになった。

迷惑をかけることになる――。

心配をかけることになる――。

最愛の人を「がん」に奪われた母、娘まで「がん」になるなんて。

先生が、病院に予約を入れてくださいました。

ロビーで待っていた彼は、私の泣きじゃくった顔を見て、すべてを察してくれたようです。

横に私を座らせて、

「俺が付いているから。俺が守るから。大丈夫だから。どんなになっても愛していくから」

と、何度も頭を撫《な》でてくれました。彼も声を上げて泣きました。


そしてこの日、私たちは婚約をしました。

ブレスト検診センターに来る前、私を迎えにきてくれた彼の手には、婚姻届が握り締められていました。

「どんな結果が出たとしても、どんな体になったとしても、俺はおまえと結婚するつもりだから」

私はこの日、「天国」と「地獄」を見ました。不思議なもので、天国と地獄が同時に来ると、天国が勝つらしい。人は実に都合よくできている。

たとえ「がん」の告知を受け、死を意識した日であっても、大切な人が近くにいて、強く愛してくれて、愛を伝えてくれると、最高にハッピーな気持ちになれてしまう。それが人間なんだなって思う。


泣きながら帰宅して、彼の前で母に電話をしました。

泣かないつもりが、また涙が出てきました。

「ママ、来週来てほしい」

怒濤《どとう》のような3週間、頭の中じゃ「逃げちゃいけない」って分かってる。そんな闘いが、目の前まで来ていました。

告知

ステージⅡb、転移あり

五十嵐　紀子

２００８年10月、乳がんと診断されてから今まで、積極的に病気のことを語ることはありませんでした。その間、いろいろな思いが生まれ、ものの見方にも変化はあったけれど、それは、自分の心の中でつぶやくだけで完結していたのです。

告知から約７年後の２０１５年１月下旬、伊勢みずほさんと、乳がん患者同士として出会いました。彼女と話すうちに、自分が経験し、感じ、考えてきたことを、いま語ることで、誰かの役に立てるかもしれない、そう思うようになりました。

私の場合、「乳がんと向き合う」という段階は、既に通過しています。でも、乳がんになったことで、自分の生き方をじっくりと点検する機会を得ました。いま思い返し、語る言葉が、誰かの力になってくれることを願っています。

私は大学院修了後、神奈川県で３年間中学校教師をつとめ、２００１年、故郷・新潟市に新設された新潟医療福祉大学に教員として戻ってきました。大学では、英語とコミュニケーション学を教えています。

「医療」と名の付く大学にいても、自身の健康に関心を向けることはほとんどなく、ひたすら走り続けねば……の一心で仕事をしていました。

初めて胸のしこりに気がついたのはいつなのか、正直よく覚えていません。ずっと前だったようにも思います。

それなりに自己検診はしていたつもりでした。でも、20～30代前半のころは「まだ若いしそんなはずはない」という思いと、乳がんのしこりの〝手触り〟を知らなかったため、「乳腺の硬さはこんなもんだろう」という無知、そして、「がんの心配がなければ検診は必要ない」という誤解が折り重なり、検診に行くという行動に移すまで、時間がかかってしまいました。

検診を受けようと思ったのは、2008年10月に入ったころだったでしょうか。そのころ通っていたスポーツジムからの帰り道、新潟市西堀に建つビル、NEXT21がピンク色にライトアップされていました。ピンクリボン運動強化月間です。

家に帰り、自己検診でもしてみるか、とお風呂の中で指を乳房の皮膚の上に滑らせてみました。

ポスターなどでよく目にする「自己検診のやり方」――。見よう見まねで、石鹸《せっけん》をつけて滑らかに円を描くように……。でも、それだけでは何となく気になっていた部分は分からなかったので、少し強くつまんでみました。

右胸の下の方に確かにコリコリしたものがある。でも、乳腺の硬さってこんな感じかな？　同じように、左胸の下の方もつまんでみました。いや、こんなの左側にはない……と思った瞬間、「まさか」と胸騒ぎがしました。

それからはネットで「乳がん、しこり、硬さ」という、今まで、おそらく入力したことすらないキーワードで検索をし、あふれる情報の海に溺れそうになりました。

そして、乳がんの検診を、と言われても、実際どこに行けばよいのか……。正直さっぱり分からず、ネットを検索し、最初にたどり着いたのが、新潟ブレスト検診センターでした。

いざ、救いを求めて電話をかけてみたのはよいのですが、電話がつながるまでの間、ほんの数コールの間がとても長く感じられました。

「そんなことくらいで電話しないでください」とか、「ほかのところで検査したんですか」などと言われるんじゃないかと、電話を切ってしまいそうにもなりました。

でも、電話に出た女性の声は優しく、「通常、検診で異常があった人がこちらで精密検査を受けることができるのですが、症状があるということなので お受けします」と……。その言葉にどれだけほっとしたことか。予約を取り、ブレスト検診センターに一人で向かいました。２００８年10月23日のことでした。

初めてのマンモグラフィー。すごく痛いと聞いていたのですが、痛みはほとんどなく、「ちゃんと撮れているのだろうか？」と、ふと思ってしまったくらいです。

先生の診察を待つ間、待合室を観察していると、多くが夫婦。心なしか、皆、神妙な面持ちで交わす言葉も少ない。不思議なもので、心配そうな顔が二つ寄り添っているだけで、余計に重苦しい空気が立ち込めているように感じました。

その当時私は独身でしたので、その深刻な顔×2乗（夫婦）VSちょっと心配なだけの一人の女（私）というコントラストから、何の根拠もないのですが、自分は大丈夫だろうと楽観視してしまいました。おもむろに、待合室に置いてある雑誌を手に取り、余裕だから、ワタシ、みたいな優越感……。

いま考えると、実は相当不安な気持ちがあるのに、それを自分で知覚してしまわないよう、ごまかしていただけなのかもしれません。

名前を呼ばれたとき、そのごまかしが、やはり、ごまかしであったことが、呼んでくれた看護師さんの〝この上ない優しい声〟により、無情にも暴かれてしまいました。

あー、こんなに優しくしてくれるってことは……と自分の中にある世界がひっくり返りそうな感覚。

診察室に通され、対面したのは、先ほどの看護師さんとは対照的に、にこりともせず渋い顔をした佐野宗明先生。

「いつ気づいたの？」

そして、触診している先生は、床に目を落としながら眉間にしわを寄せ、しこりに触れると「これでしょ？」。

超音波検査、細胞診と検査が追加されていくにつれ、不安が煽《あお》られていきました。細胞診はピストルのような器具で、勢いよく針をブスッと刺して、細胞を採取する検査なのですが、先生も針を刺すのと同じタイミングで「バンッ、バンッ、バンッ！」と言うのです。至って真面目な顔で。

眉間にしわを寄せて「バンッ、バンッ」という様子が、ふと、コメディーのように思え、不安の渦にのまれそうになっていた私は、もとの世界に引き戻されたような気がしました。

おかしなことかもしれませんが、それが、先生を信頼し始める入り口だったのかもしれません。

「来週、結果をお話しするので、ご家族のどなたかと二人で来てください」

そう言われ、看護師さんに、入ってきたときよりさらに優しく寄り添われて待合室に向かいながら、勝手に「がん決定」と思いました。その時点で、ある程度覚悟はできたような気がしていました。何を覚悟すればよいのかも分からないのに。

検査結果は母と聞きに行きました。診察室に入ると、佐野先生は検査の日と同じ、渋い顔。そして、椅子に座ると、まっすぐ私の目を見て、「残念ながら、がんでした」。

10月31日、36歳のときでした。

そして先生は私のロングヘアーをねじってアップにした頭を見て、「あんた、髪長いね。切りなさい」と……。それだけを聞いたら、もっと配慮のある優しい言葉をかけてくれてもいいのに、と思うかもしれませんが、先生の「がん告知」に続く間髪をいれぬ「散髪勧告」は、いま考えるととてもありがたかったのです。

時間をかけて、丁寧に、優しく告知をされるのが適している方もいらっしゃるでしょう。

でも、私には、不安を増幅させる余地を与えない、その唐突な告知が必要だったのです。ゆっくり告知しては、真綿で首を締めるようなダメージを与えてしまう。

患者に寄り添うとは、必ずしも、ニッコリ穏やかで、静かに……というだけではないのだと知りました。

「告知」の後、先生は乳房のイラストが書かれた病状説明の用紙に、腫瘍の位置を示すマークを描き入れました。

そして、「しこりの大きさ、3センチ……。でも2・99センチと書いておいてあげよう」とおっしゃいました。

後から知ったのですが、3センチ以上だと乳房全摘出、3センチ未満だと温存という基準があるそうです。当時は今と違い乳房再建手術は健康保険適用ではありませんでした。また、術前化学療法でしこりを小さくできる可能性があることから、2・99センチとしてくださったようです。100分の1センチの優しさでした。

「先生、3センチになるまでどのくらいかかったんでしょうか?」

「分からないけれど、おそらく10年くらいかけて育ててきたんじゃないかな」

20代からあったのか……。自分が病気になるなんて発想は全くない時期だったな。

それから先生は、これから受けるであろう治療の種類や方法、予測される治療のスケジュールについての説明を続けました。

母も私も教員ということもあって、質問しながら話の内容を確認し、「なるほど、そうなんですか」などと好奇心を見せるような相槌《あいづち》を打ち、「冷静に」先生のお話に耳を傾けていたつもりでした。

でも、冷静なはずだったそのときの私の頭の中は、仕事が今まで通りできるのか、日常を崩したくないという思いで占領されており、細かなことは正直頭に入ってこなかったと思います。

覚えているのは、説明を聞きながら目に入った、壁に貼られたポスターの〝18人に1人が乳がん〟という統計（2018年現在は11人に1人）。男女40人学級とすると、ひとクラスに乳がんになる女子が1人いる計算か——。珍しくないけれど、なぜ私が？

母と別れ、顧問をしている茶道部の活動があったため、車で大学に向かいました。バイパスを走らせる車の中で偶然流れていた、竹内まりやの〝Never Cry Butterfly〟、「君の空が

泣きだしても　負けちゃダメだよ　精一杯に生きてるから」という歌詞を聞いたら、励まされるどころか、急に〝悔しさ〟が込み上げてきて、少し泣きました。
おそらく、乳がんになって一人で声を上げて泣いたのは、これが最初で最後です。

先生に「髪を切りなさい」と言われ、ほとんど日を置かず、美容院に向かいました。

私の髪は少し硬めでクセがあり、しかも多い。若い男性の美容師さんは、かなり苦労されたことと思いますが、時間をかけ、一生懸命、丁寧にカットしてくれました。

久しぶりにショートボブもよいかも、と思いつつも、このショートボブも、間もなくぼうず頭になってしまうのかと思うと、むなしいばかり。そして、パサッ、パサッと切り落とされていく髪の毛の一束一束が、これから始まるがん治療という現実を、いや応なしに突きつけてくるように思えました。

通常は、美容師さんとおしゃべりをしながらカットしてもらうところ、その日はほとんど会話を交わさず、ただただ、切り落とされていく髪の毛を見送るので精一杯でした。

これは、後になって聞いたことですが、美容師さんはそのときの私の表情を見て、気に入らなかったのかも、時間がかかり過ぎて怒っているのかも、と心配で焦っていたとのこと……。今では、笑い話になっているのですが、本当に悪いことしたな、と思います。ごめんなさい。

髪は切った。次はカツラです。店頭で買う勇気はなかったため、ネット通販で購入しました。

「定価15万円のところ特別価格で4万円！」と、ちょっと怪しげではありましたが、「人毛ミックス、人工地肌、職人による手植えで自然」というキャッチフレーズにかけてみようと、美容院でカットしてもらったショートボブに近いスタイルのものを買いました。

失敗したら、ちょっと高いレッスン代だったということで諦めて、病院で紹介している高価な有名メーカー品にしよう。そう思っていたのですが、それがなかなかよくできているのです。

次に、脱毛が始まってから、寝ている間に髪の毛が散らばらないようにするための帽子。抜けてしまってから、寝るときにかぶるナイトキャップ。まつ毛が抜けたときのためにつけまつ毛……と脱毛対策グッズを次々とネットショッピングで揃《そろ》えました。

そして、治療に向けての心の準備を整え、覚悟もできた……はずでした。

ブレスト検診センターからは新潟県立がんセンター新潟病院を紹介され、CTや、骨への転移がないかどうかを調べる骨シンチグラフィーなど、治療を始める前にさまざまな精密検査が行われました。

そして、右脇の下のリンパ節に転移していることが分かり、診断は「※ステージⅡb」。これから受ける治療として、まずは化学療法、つまり抗がん剤治療の説明を、主治医の佐藤信昭先生、さらに、看護師さんがしてくださいました。手術の前にしこりを小さくするのと、全身に巡っているかもしれないがん細胞をやっつけることを目的として行うのだそうです。

吐き気、嘔吐《おうと》、脱毛、白血球の減少、便秘、爪の変色、味覚異常……副作用のオンパレードです。ある程度は覚悟していました。でも、脱毛については、髪を切ってカツラも準備して、万全な態勢を整えていてもなお、受け入れる気持ちにはなれませんでした。

「治療が終われば髪はまた生えてきます」

繰り返し、優しく言われても、「そんなの分かってる。分かってるけど、イヤなの！」と、私にとっては慰めどころか、ぶつけようのない苛立《いらだ》ち、悔しさ、不安……。どうしようもありませんでした。

その中で、ある一人の看護師さんが、こう言いました。

「髪は抜けますが、今は、我慢してください」

この言葉が、不思議なほど、スッと心に入ってきました。知識として分かるということと、腑《ふ》に落ちるということとは、必ずしも同じではないと実感した瞬間でした。

完全に、脱毛を受け入れることができたわけではないけれど、この看護師さんの「我慢してください」が、その後の支えになっていったことは確かです。

※ステージⅡb
乳がんのステージは進行の度合いにより「Ⅰ」「Ⅱa、b」「Ⅲa、b、c」「Ⅳ」に分けられる。「Ⅰ」は、しこりの大きさが2センチ（1円玉の大きさ）以下で、脇の下のリンパ節への転移がない状態。「Ⅱb」は、しこりの大きさが2〜5センチで、リンパ節への転移がある状態を指す。なお、極めて早期の非浸潤がんはステージ「0」に分類される。

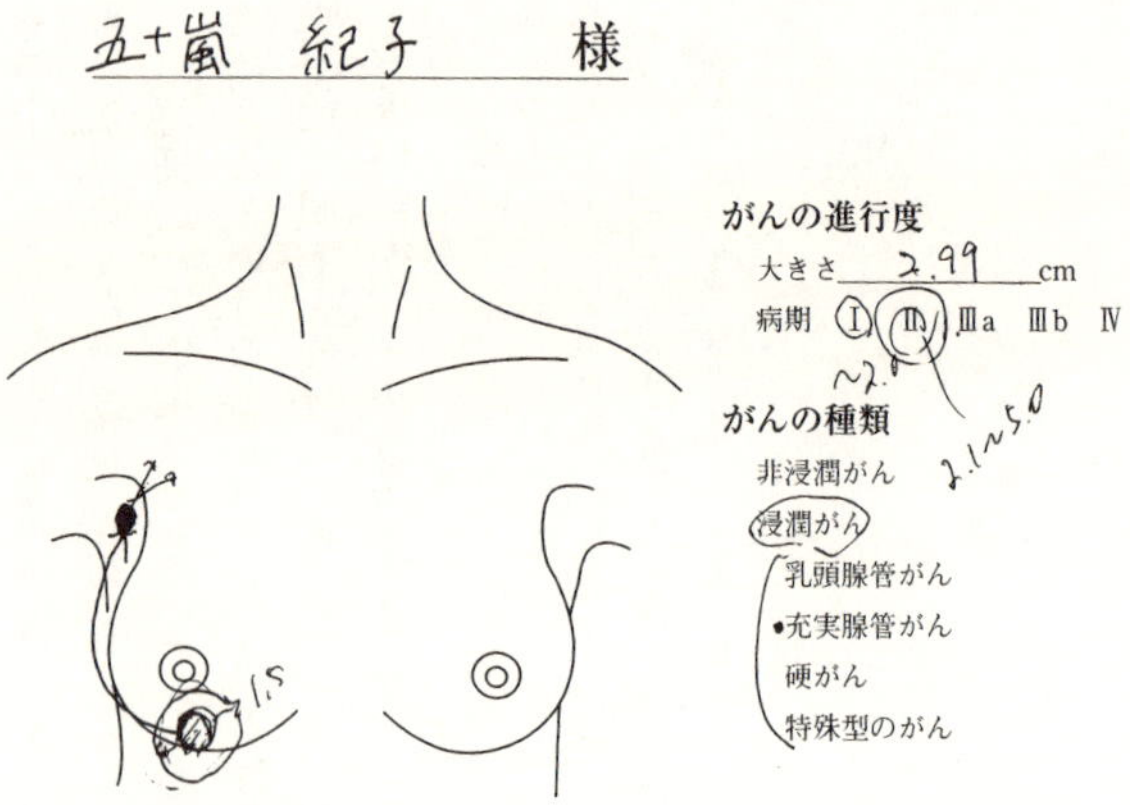
五十嵐　紀子　　様

がんの進行度
大きさ　2.99　cm
病期　Ⅰ　Ⅱ　Ⅲa　Ⅲb　Ⅳ
～2.0
2.1～5.0

がんの種類
非浸潤がん
浸潤がん
乳頭腺管がん
充実腺管がん
硬がん
特殊型のがん

1.5

新潟ブレスト検診センターでのがん告知。説明に用いられた用紙には、腫瘍の大きさが「2.99cm」とある【五十嵐】

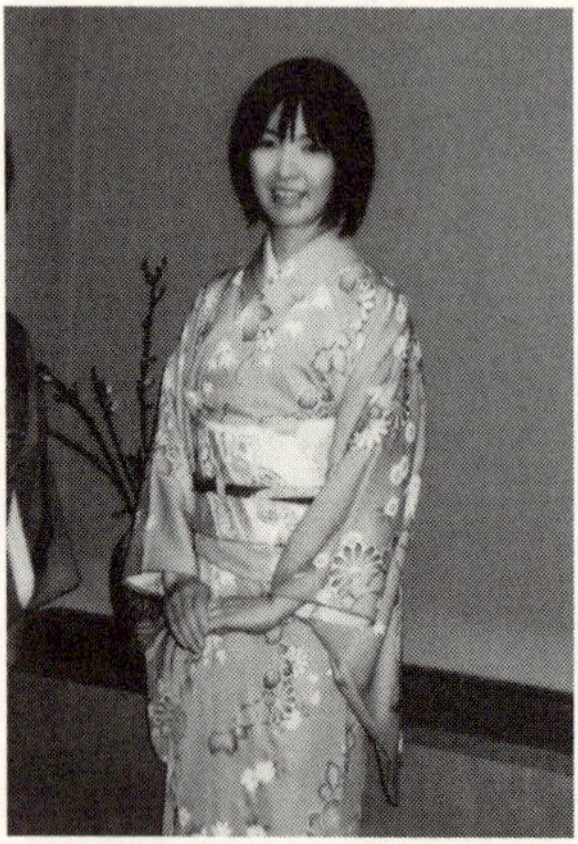

2009年1月2日の写真。前年12月から抗がん剤投与を開始し、いよいよかつらに。前髪が束になったり、横が浮き上がったり……自然にかぶるのは難しい【五十嵐】

33　告　知　ステージⅡb、転移あり

《化学療法によって起こりうる副作用と発現時期について》

以下に記載された症状のすべてが現れるというわけでは決してありません。
発現の程度についても抗がん剤の種類、患者さんの体の状態などによってさまざまで、個人差があります。自分の受ける抗がん剤治療によって起こりやすい副作用を確認しておきましょう。

投与中

＊アレルギー反応：動悸・息苦しさ・皮膚の痒み・皮膚が赤くなる・体が熱くなる

＊血管痛

投与後から数日

＊ 発熱

＊ 吐気・嘔吐

＊ 皮膚が赤くなる。蕁麻疹・痒み

数日から一週間くらい

＊ 食欲不振・軽い吐気・嗜好の変化

＊ 下痢・腹痛

＊ 腹満感・便秘

＊ 身体のだるさ

＊ 関節痛・筋肉痛

＊ 味覚の変化

＊ 口内炎・口内の乾燥

一週間後から数週間くらい

＊ 感染：発熱、風邪症状

　歯肉炎→ 歯の痛み・歯の浮いた感じ・下顎の腫れ

　膀胱炎→排尿時の痛み・残尿感・血尿

　肛門周囲炎→痔があると起こりやすい

　腸炎→下痢・腹痛

＊ 出血：鼻血・歯茎の出血・皮膚の青あざ

＊ 血管炎・血管の色素沈着

＊ 脱毛：特に２週間目の後半から３，４週間

数週間から数ヶ月

＊ 貧血：めまい、立ちくらみ

＊ 色素沈着：手足の皮膚や爪が黒くなる

＊ 爪の変形

＊ 手足などの皮膚の角化・亀裂・皮がむけてくる

数ヶ月以降

＊ 手足のしびれ

＊ むくみ

＊ 嗅覚・味覚の変化

＊ 肺障害・腎障害・肝障害・心機能の低下

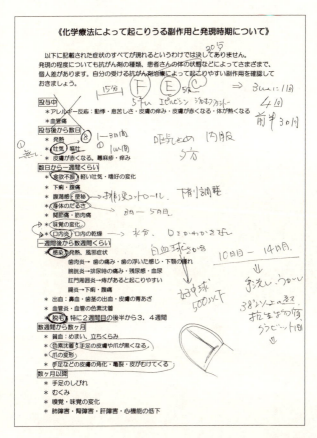

化学療法（抗がん剤）による副作用の説明。まさにオンパレード……【五十嵐】

治療 ❶

【手術】
生きるための選択

伊勢みずほ

【術前化学療法】
もう、鏡は見たくない

五十嵐紀子

治療〈1〉手術

生きるための選択

伊勢　みずほ

予約を入れていただいた病院、ここに来るのは初めてではありません。5年ほど前、私は子宮頸部の異形成でこちらにお世話になりました。入院して手術もしています。でも、今回はのしかかっている〝重さ〟が違う。

2014年6月18日、仙台から母が駆けつけ、付き添ってくれました。朝9時に病院に到着。予約は9時半からでしたが、受付で少し遅くなると言われ、1階の喫茶店でお茶をしました。このとき母と何の話をしたのか、ほとんど覚えていません。

しばらくして私の番が回ってきました。ケープをまとい診察室に入ります。診察してくれたのは院長先生。いつごろしこりに気がついたのか、ブレスト検診センターではなんて言われたのか、これまでの経緯をいろいろと聞かれ、そして脇の下の細胞をこれから取るからと、ベッドに寝かされました。

目を閉じて深呼吸をひとつ。

沈黙がのしかかります。

程なくして、鋭い痛み。注射器が何かをグリグリッと吸い取っていく……これを3回。想像以上の痛さに気持ちがまた凹《へこ》みました。

そのあと、母も呼ばれて先生の話を聞きました。

私のがんはステージでいうとぎりぎりI。悪性度が高く転移が怖いこと。乳首から離れた場所にあるから手術してもそれほどひどい変形はしないかもしれないこと。手術のときに脇の下のリンパを取って確認し、転移が見られたら手術を切り替えて脇の下も取ること。術後は抗がん剤、ホルモン治療、放射線治療をやること。子どもを持つことは難しいこと。抗がん剤で髪の毛が抜けること。

今後のスケジュールやら何やら……いろいろ、いろいろ混乱して、聞くだけで精いっぱいでした。でも、これこそ私がイメージしていた「大変ながん治療」、その通りのことを聞いたような気がします。

7月25日、前回の診察からずいぶん時間が経《た》ちました。この間、いっぱい泣きました。思い切って髪の毛も切りました。ばっさり20センチ以上。毎日のように仕事が入っていたから、気持ちを隠して頑張りました。でも、夜一人になると不安でたまらなかった。

「疲れるとがん細胞が元気になるんじゃないか」とか、「弱気になると進行するんじゃないか」とか……。根拠のない不安に襲われます。

そんなに心配しなくてもいいよ——。時計の針を巻き戻して、あのときの私に声をかけてあげたい。

この日は、血液検査やら、もう一度マンモグラフィーとか、心電図、肺活量、いろいろな検査を受けました。

「やっぱりがんになったんだな」って、信じたくない現実に打ちのめされました。

診察では、担当の女性の先生が、私の胸のしこりのところに印を書きました。マジックみたいなペンで二重丸。これじゃ〝目玉のおやじ〟……。「この印は手術まで消さないでくださいね。消えそうになったら自分で油性ペンで書き足してください」

私は先生に手術のことを質問してみました。全摘して再建した方がきれいで、再発の心配もなくなるのではないか、等々。

先生は「納得いくことが大事だから」と形成外科の先生を紹介してくれました。

乳がんの手術方法は何種類もあるそうで、できるものとできないもの、見た目やがん細胞との関係、十人十色の術式があるようです。

これがインフォームドコンセント。患者自身がある程度自分で決めていかなければならないわけで、やはり難しい。自分自身で決めるのは。

このままこの病院がいいのか、内視鏡手術ができる県外の病院がいいのか……。

揺れる私に対して、母は「新潟にしなさい」と一言。

「病院もあなたの仕事のことを分かってよくしてくださるし、彼氏もお友達も新潟にいるんだから」

理由は明快でした。

そう、一人で闘うわけじゃない。

7月30日、この日は手術について自分の考えを伝える日です。

主治医の先生に会う前に、形成外科の先生とお話をしました。写真を見せていただきながら、具体的な術式の提案もいただきました。

しかし私はこのとき、「見た目の美しさ」よりも「生きること」を今は選ぼうと心を決めました。

そして、主治医の先生との面談。どんな手術を希望するのか伝えなければなりません。

「病気を治すことを第一に。傷は仕方がないので、当初の予定通り先生のご提案にお任せします」

先生にそう伝えると、「僕もそれがいいと思います」と、先生は初めて笑顔を見せてくれました。その笑顔を見て、私も母も「あ、これでよかったんだ。ベストチョイスだったんだ」と納得できました。

笑顔って大事です。ここぞってときに笑顔にはものすごい力がある。あんなに行ったり来たり、泣いたり落ち込んだりしていた私の気持ちが、先生のほんのちょっとの笑顔でスーッと癒やされ、自分の選択に自信が持てました。

あらためて先生からの術式説明です。

目玉のおやじに横線一本の傷。リンパ節への転移の検査は手術時に行って、もし転移があれば脇の下も取る。入院期間は4～6日間、転移次第で延びることも。入院は手術の2日前。がんの顔つきとしては2割の人が入る悪い方（転移する力が強い）。仕事を休んでいつ復帰するか。放射線、抗がん剤治療はいつからが望ましいのか。再発のこと、子どものこと……心配だったことをいろいろ聞いてみた。先生は一つ一つちゃんと答えてくださった。よし、入院の日までお仕事頑張るぞ!!

8月12日、入院の日。

入院前に散々いろんなシミュレーションをしました。そのどれをも覆すほど、実際は痛くて、不安で、ショックで。でも思っていたものとは違って楽しさもあり、優しくしてもらって感動もあり、幸せでニコニコしている時間も長い幸せな入院でした。申し訳ないほど「幸せながん患者」でした。

まず、個室をとっていただいた。「伊勢さん、4人部屋ってわけにはいかないでしょう？」と看護師さんが気を回してくださったのだ。

入院初日は特にすることもなく、所在ない。パジャマでベッドにいるのも気が引ける。だって、すこぶる元気だ。

8月13日、手術前日。よく眠れた。

気分のいい目覚めに反し、この日はとんでもない一日でした。

まず、明日の手術に備え、リンパ節の位置がすぐ分かるように造影剤のようなものを入れての撮影。名前を呼ばれて処置室に入り、〝痛い〟という噂《うわさ》の注射に臨みます。

「痛いですか？」と看護師さんに聞いてみると、「手術よりもこれが痛いという人が多いです」。

でも、手術は麻酔をしているわけだし、それが基準ならそんなに痛くないのかな？

甘かった‼　人生で一番痛い注射。

右乳首の周りに4回細い針を刺し、薬を注入。「ううう……」と声が出てしまうほど強烈。なんでこんな痛いのに麻酔しないんだ‼（怒）。

今回分かったことは、痛みは心を凹ませる。痛いことをされると、弱気になったり、がっかりしたり、脱力して気力がなくなったりする。

付き添いの母がいなければ、間違いなく子どものように泣いていた。悔しくて、痛くて。でも、母がいる手前、見栄《みえ》を張って我慢しました（笑）。

いったん病室に戻って待機します。2時間が経過し、薬が回ったころにレントゲンのような写真を撮りました。

そして、この日の午後、想定外のことが起こります。

乳腺外科の先生から、突然の呼び出し。

「もう一度患部を見せてほしい」

「えっ？」

診察室へ向かい、あらためてエコーでしこりやその周辺を見てもらいました。先生が言うには、以前撮ったＭＲＩの映像に〝気になるもの〟がまだあるという。

それは2ミリ程度の小さな腫瘍。悪性かどうかも分からない。

「……どうする？」

……どうするって聞かれても。

悩みに悩んで決めた「部分切除」という術式です。せっかく覚悟したのに、手術目前、すぐに「全摘」なんて決められない。

でも、このまま2ミリを放置して、また数年後に大きくなってもう一回メスを入れるのも嫌だ。

まさかの〝超・不安宣告〟。

胸の辺りがグーッと苦しくなりました。ショックで病室に戻ってから泣いた。看護師さんにまた心配をかけてしまった。

結局、私は先生と相談して2ミリを放置することにしました。術後に始まる抗がん剤治療と放射線で、この小ささなら消えてくれるかもしれない。まして悪性かどうかも分からない。見てしまったけど見なかったことに……。

どうかこの選択が後悔につながりませんように。

この日の夜、彼が病院に泊まってくれました。笑わせてくれた。心強かった。でっかい体を、椅子を三つつなげた寝床に載せて。眠りづらそうだったな。

8月14日、手術の日。午前中の手術です。

手術用の服を着て、彼と母と看護師さんと4人で歩いて別階の手術室まで行きました。大きな自動ドアの前で、彼と母、二人に握手をして見送られる。

中に進むと、広い通路の両側にいくつもの手術室が並んでいた。その中の一つに案内されてベッドに横たわる。

昨日まで相談に乗ってくださった先生方がいらっしゃる。みんな笑顔だ。ほっとする。

全身麻酔は今回が初めて。中学2年生のときの虫垂炎も、数年前の異形成のときも下半身麻酔。右胸の手術だから左腕に点滴を打ちますとの説明があり、「数字を数えていきますね」と優しい声。

「1、2、3、4、5……」

このくらいで記憶が飛んだ。目の奥がスーッと冷たい感じがして、そこからの記憶はない。

どれくらい経ったんだろう、私を呼ぶ声が聞こえます。

彼と母の顔がぼんやり見えた。

「リンパ節への転移はなかったよ。良かったね！」

母のうれしそうな声。

酸素マスクをして体はまだ動かない。意識も朦朧《もうろう》としている。ただただ体温が下がっていて寒い。ガタガタ震える私を、二人が一生懸命さすってくれました。

さて、そんな手術の真っただ中、彼はある物を買ってきた。

それをぼんやりしている私の顔の前に出して、うれしそうに笑う。

「ほら！　ミッキーさんだよぉ～」

ミッキーマウスの模様が刻まれたお揃いの指輪でした。

「ご褒美だよ」って……いい人。母は呆《あき》れていたけれど（笑）。

それが私たちの結婚指輪になりました。

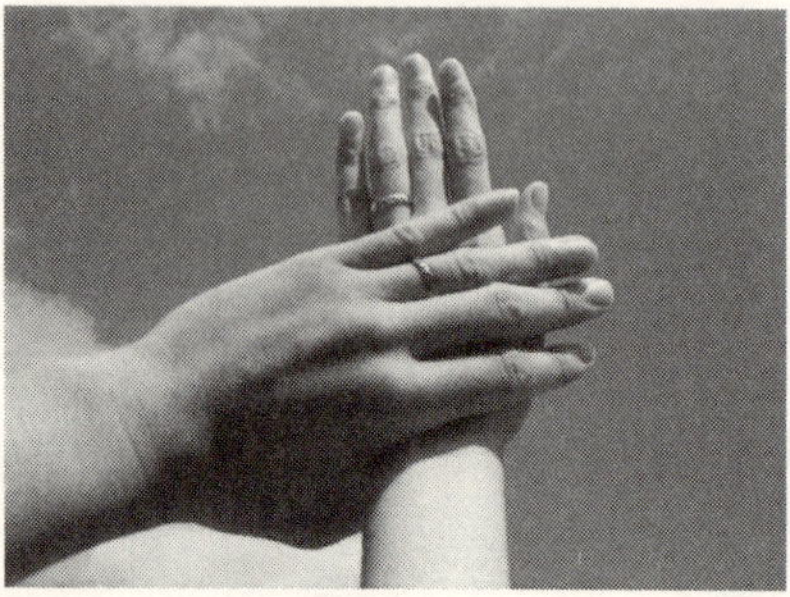

治療〈1〉術前化学療法
もう、鏡は見たくない

五十嵐　紀子

診断結果は「ステージⅡｂ」。これに対し、術前化学療法――。つまり、腫瘍を小さくして、さらに全身に散らばっているかもしれないがん細胞を叩くために、手術の前に抗がん剤による治療を行うことになりました。

乳がんは、しこりに気がつく以外、早期であれば、痛みなどの自覚症状はほとんどない種類のがんです。そのため、「病気そのものでつらいわけじゃないのに、どうして治療はこんなにつらいの？　治療をしなければ、ＱＯＬ（生活の質）は保てるのに」などという考えが、ふと顔を見せることもありました。

抗がん剤はがん細胞を殺す作用があります。それは分かっていても、そのために、どうしてこんなにたくさんの副作用に耐えなければならないのか……。

がん治療＝患者を苦しめるもの、という構図に支配されていましたが、抗がん剤の説明を先生や看護師さんが丁寧にしてくださるうちに、イメージだけの治療の怖さに取りつかれていた自分に気づくことができました。

先生からは、主に「抗がん剤の作用」について、看護師さんからは、主に「副作用」について説明を受けました。増殖の速いがん細胞に作用する抗がん剤は、細胞分裂の速い正常な細胞も攻撃してしまうのだそうです。

そうか、だから、胃の粘膜にダメージを与えて、吐き気や嘔吐をもたらすのか。だから、毛根にもダメージが及んで、髪の毛が抜けてしまうのか。なるほど!!

今まで、私は〝がん〟のこと、〝がん治療〟のことをほとんど知らなかった、ということを知ると同時に、抗がん剤治療を行う意義、副作用の意味を理解しました。

「副作用が起きるというのは、お薬がちゃんと効いているということですよ」

ある看護師さんの説明に納得しました。知るということは大事です。

とはいえ、乳がんと診断されてから数週間という短い期間で、さすがに情報過多。もっと、きちんと理解できてから治療を受けたい。そう思っていたところ、ある新聞広告が目にとまりました。

乳がんの講演会とシンポジウムの案内で、司会はお世話になったブレスト検診センターの佐野先生、シンポジストの一人に主治医の佐藤先生。しかも、佐藤先生が乳がんの薬物療法についてお話しされるとのこと。すぐに申し込みました。

シンポジウムでは、がん治療に関する小冊子からは分からないような、最新の治療についての話に引き込まれました。

お薬の作用についての知識が整理されて、より理解できた、ということはもちろんなのですが、これらのお薬は、たくさんの患者さんの治療を通じた研究成果の積み重ねによるものである、ということに思いが至ったのは、私にとって大きな収穫でした。

今や乳がんは早期発見で治る病気。そうなったのも、これまで多くの患者さんたちが病と闘ってきたおかげ——。

治験への同意書には、あまり深く考えずにサインしていたけれど、いま自分が受ける治療が、未来の患者さんのために役立つかもしれない、そう考えたらサインの重みも変わってくる。

シンポジウムを聞いたことで、治療を受けることに、少し勇気と自信が持てました。

２００8年12月1日、生まれて初めての抗がん剤。

治療当日の朝、まずは血液検査、その結果が出るのを待って診察、ゴーサインが出て、外来化学療法室へ向かうのですが、その際に真っ黄色のバッグにカルテを入れて渡されるのです。今は、カルテが電子化されていることもあって、そのように黄色いバッグを持った人は見かけません。当時はこのバッグを持っている人を見るたびに、あぁ、あなたもこれからなのね、と思いながらすれ違ったものです。

外来化学療法室に入る前に、まずは看護師さんとお話をします。再度、こういう治療をしますよ、こんな副作用が出ますよという説明。説明を聞き終わり、化学療法室に入ると、まるで献血ルームのように、たくさんのベッドが並んでいました。既に点滴中の患者さんが何人もいました。

ベッドに横になると、隣のベッドから、これから抗がん剤治療を受けようとしている若い女性と、付き添いのお母さんの会話が聞こえてきました。お母さんに買ってきてもらったおにぎりとパンにヨーグルトでランチしようとしている。

そんなに食べるの？　これから吐くのに？……と思ったのを覚えています。吐き気に個人差があるということを知らなかったので、そのように思ったのです。

ちょうど、その時間はお昼前。私も普段ならお腹《なか》がすく時間ですが、注射をする前から既に胸やけがするような気がして、空腹感はまるでありませんでした。何より、吐いている自分の姿を想像し、お腹の中に何もいれておかない方がよいかも、と考えていました。どのような吐き気がいつ襲ってくるのか……。分からないというのは怖いものです。

まず、点滴の針を手の甲の静脈に入れるのですが、それがなかなか入りません。手をお湯や熱いタオルで温めてもらい、ペチペチ叩かれ、ようやく血管が浮き出てきました。

吐き気止めのお薬が入り、その後抗がん剤の点滴開始。見たことのない速さで落ちてくる、毒々しいほど真っ赤な点滴――。それを見ているだけで気分が悪くなり、目を閉じ、ひたすら終わるのを待ちました。

吐き気が来るのは、約5時間後と聞いていたので、治療後まだ時間があります。帰る途中、レンタルビデオショップに立ち寄り、映画のDVDを借りました。映画のストーリーに入り込んでいれば、吐き気もごまかせるかな、と思ったからです。

サスペンス、ラブストーリー、韓流ドラマ、いろいろと借りました。後からの発見ですが、できるだけ、ハラハラするものがおすすめです。そのことを、韓国人の友人、朴さんに話したら、全58話もある、長い長い韓国ドラマのシリーズを貸してくれました。「幸せな女」という松嶋菜々子似の女優さんが主演の、ドロドロの人間模様。不幸な設定てんこ盛り。どこが「幸せ？」とすべて見終わっても正直よく分からない。でも、その世界に入り込み、その間だけは迫りくる吐き気への恐怖を忘れることができました。

夕方、5時か6時ごろだったでしょうか、二日酔いや胃腸の不調による吐き気とは何かが違う、いや〜な感じがしてきました。何とも表現しがたいのですが、手足の指先からも吐いてしまいそうな感じ。

いよいよ来たか……。でも、負けるもんか……と床に四つんばいになって、唸《うな》る。しばらく耐えていましたが、「吐いてしまった方が楽になる」と思い、トイレに駆け込みました。おかしい。吐いても変わらず気持ちが悪い。何回か嘔吐するものの、吐き気は強まるばかり。朝から固形物を口にしていなかったため、胃液しか出てきません。吐き気止めのお薬を飲もうにも、自分の唾液ですら飲めないほどの吐き気。それがどのくらい続いたのか、よく覚えていません。疲れて眠り、感じたことのない倦怠《けんたい》感とともに、朝を迎えました。

治療を受ける前は、抗がん剤の治療中は毎日、ずっと吐き気に襲われると思っていましたが、実際は、点滴をした日の夜がピークで、翌日からは、気分の悪さは残るものの、嘔吐するほどの吐き気はありませんでした。

でも、いつもなら美味《おい》しそうと感じるお味噌汁のだしの香り、ご飯の炊ける湯気、淹《い》れたてのコーヒーの香り……さまざまなものが、吐き気を誘発するものになってしまいました。

抗がん剤治療を受けた月曜日から木曜日くらいまでの間、主食はグレープフルーツ。グレープフルーツの外側の皮を剝《む》いたものをひと口大に切り、少し砂糖をまぶしたものを毎日母が用意してくれていました。

治療の翌日から、最低限、授業だけでもしっかりやらなければ、と体中の細胞がダメージを受けているような倦怠感を感じながらも、通常通り朝から出勤していました。

家から持ってきた弁当は、大きなタッパーに詰められたグレープフルーツ。家に帰っての夕食もグレープフルーツ。翌日の朝食もグレープフルーツ。少し調子が良くなってくると、リンゴも追加。

そして、金曜日になると、突然穀物が食べたくなり、きしめんをゆで、麺にもともと含まれていた塩味だけでそのまま食べました。１本ずつチュルチュル食べるきしめんは、優しいリハビリ食。

それから、新潟市西区にあるお気に入りの和菓子屋、貴餅《きへい》さんの花見団子。いつも美味しくいただくお菓子なのですが、副作用が収まってきたころ、歯応えのあるほんのり甘いお団子を噛《か》みしめたときの美味しさは、格別でした。

「抗がん剤投与後、2週目の後半くらいから髪の毛が抜け始めます」

繰り返し聞いた、この脱毛についての説明。「今は、我慢してください」と言った看護師さんの言葉を胸に、静かに脱毛に向けての心の準備をしていました。

いずれ、抜けてしまうことは分かっていても、「シャンプーは優しく、ドライヤーは弱で」などと、ささやかな「頭皮ケア」をしていました。ごそっと抜けるのは今日なのか、明日なのか……ビクビクしながら。

脱毛する前に「頭皮がピリピリする」と感じる人が多いというのを聞きましたが、私の場合は、結っていた髪をほどいたときのような感覚でした。何もしていないのに、髪の毛が引っ張られているような。

そして、説明通り、2週間を過ぎたところで、シャンプーをシャワーで流すときの手触りが変わったのが分かりました。

シャワーヘッドから細く出るお湯がシャーッと手に当たっている感触なのか、あるいは抜け落ちた髪の毛が手に絡まりながら落ちていく感触なのか。閉じていた目を恐る恐る開けてみると、明らかにいつもより多い抜け毛が排水溝に落ちていました。とうとう来た……。

何の抵抗もなく、スーッと抜ける髪の毛。小さな毛根が、髪の毛が抜け落ちてしまわないように、頭皮の表面にしがみついて、頑張っていたんだな。毛根が死んでしまった毛というのは、なんと頼りないものだろう。

日中、バラバラと髪の毛が抜け続ける、ということはないのですが、それでも、ふと気づくと、かなり多くの毛が自分の周りに散らばっている。抜け毛が目立たないように、紺色やこげ茶など、色の濃い着物を着ていましたが、それでも抜け毛に気がついたときは、周囲の人たちの反応が気になって仕方がありませんでした。大量に髪が抜けていることに気づかれるかも……と。

脱毛が始まってから、1週間近く経ったころ、髪の毛のボリュームはいよいよ限界。カツラをかぶるときが来ました。

その日は、2回目の治療が始まる前の体調の良い時期に、友人たちが誘ってくれた古町でのランチ。彼女たちは、「言われなければ分からないよ。ホントにカツラ？」などと言ってくれ、ひと安心。

でも、友人たちと別れ、古町商店街を歩いていると、カツラがだんだん後ろの方にズレてきているのが気になりました。さりげなく直そうとしましたが、ズレてしまったのをどう直せばいいか、加減が分からない。前髪を少し引っ張ると、全体的にカツラが動いてしまう。まだコツも分からなかったので、直そうとすればするほど、不自然になっていきました。

うつむきながら頭を押さえ、泣きそうになりながら、なじみの呉服店、赤羽さんに駆け込みました。赤羽さんとは公私ともに親しくしていたので、病気のこともお話ししてありました。

「カツラがズレちゃって」という何ともストレートな言葉で助けを求める私に、「直せばいいさ」とさらっと言う若旦那。お店の奥にある洗面所の鏡の前で直させていただきました。駆け込み寺……その言葉のルーツは違いますが、これぞ、駆け込み寺。ありがたさが身に染みました。

抗がん剤投与からちょうど3週目の日、ついに〝とどめ〟が来ました。

シャワーから出るお湯と一緒に、髪の毛がザーッと抜けて、次々と抜けて、「もう、やめて、抜けないで！」という祈りもむなしく、8割方抜けてしまいました。

排水溝には、まるでカツラが一つ落ちているかのよう。それまでは、ティッシュペーパーで片づけていた排水溝の髪の毛を、その日はポリ袋に入れて片づけました。

そのときに視界に入った、風呂場の鏡に映った自分の姿——。落ち武者のような惨めな姿——。脱毛に向けて着々とネットショッピングで対策グッズを揃え、抗がん剤についての知識武装もして、備えていたはずの気持ちがもろくも崩壊しそうな夜でした。

自分自身の姿が恐ろしく、それ以降、髪の毛が生え揃うまで、ぼうず頭の自分が映った鏡を見ることは一度もありませんでした。

抗がん剤は3週おきで投与しました。

3週間経てば、身体《からだ》のダメージも回復するのですが、同時にがん細胞もまた回復してきます。だから、このタイミングでまた叩くのだそうです。なるほど、身体が楽になってくるのはいいけど、がん細胞も再び伸び伸び育とうとするわけね、と妙に納得です。

それにしても、正常な細胞もがん細胞も、私を構成している細胞には違いない。それなのに、正常な細胞、異常な細胞と区別され、扱いが違ってくるなんて……。ちょっと複雑な気分になりました。

2回目の抗がん剤投与の日、超音波エコーでしこりの大きさをチェックしてもらいました。すると、3センチあったしこりが、なんと、少し縮んでいるではありませんか！　手で触ってみても、その大きさの違いが分かるほどでした。

お薬の効果が目に見えたことで、つらい治療にも意欲が湧いてきました。よし、頑張るぞ!!

ところが、カツラをかぶる生活にも慣れ、せっかく抗がん剤治療にも意欲的になってきたのに、1回目の抗がん剤で劇的に小さくなった（ように見えた）しこりが、2回、3回と治療を重ねると、大きさに変化が見られなくなってしまいました。少しがっかり。

抗がん剤への耐性ができてきたのです。だから、同じ抗がん剤を使い続けるということはしないのか……と身体で知りました。

そういえば、吐き気も1回目のときに比べると少し軽かった。4回目は強い吐き気はあったものの、嘔吐せず持ちこたえました。胃腸の粘膜も、抗がん剤への耐性ができてきたのかもしれません。

しこりが縮み続けないことには少しがっかりしたけれど、がん細胞も、正常な細胞も生きようとして頑張っている。自分の細胞たちが、愛《いと》おしくも思えました。

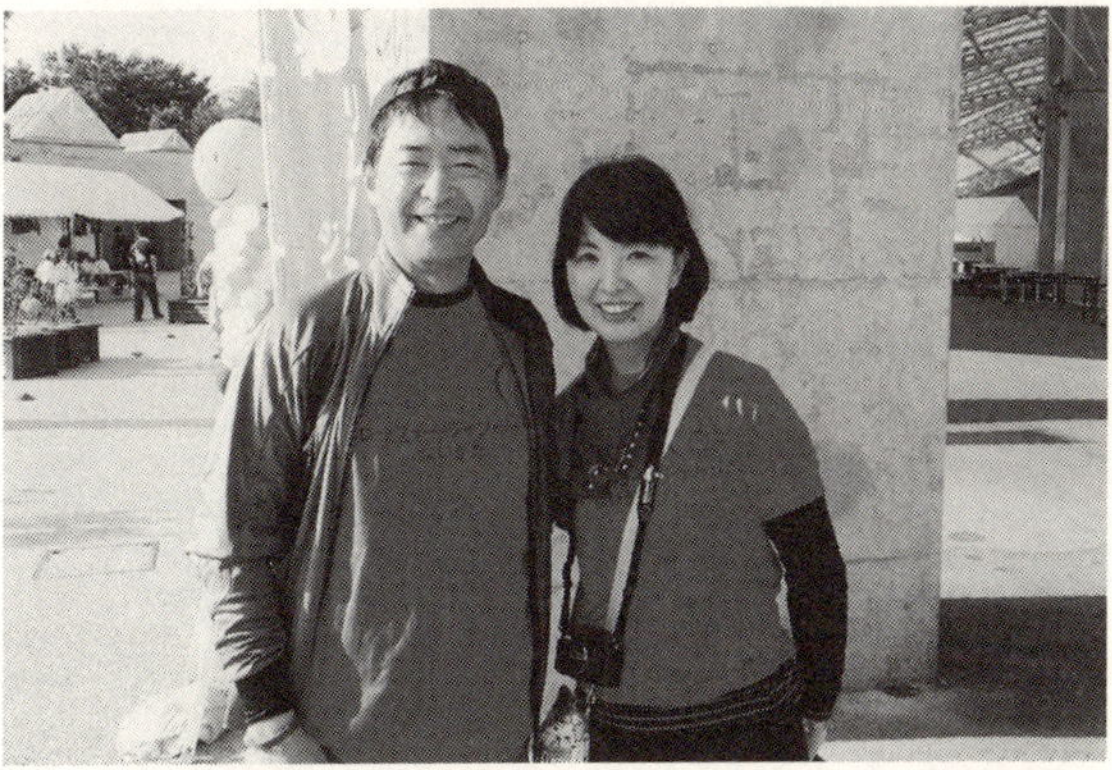

2015年9月「リレー・フォー・ライフ・ジャパンにいがた」で、がんセンター院長の佐藤信昭先生と。私にとって大切な1枚。詳しくは「日常」の章で【五十嵐】

平成21年6月15日

同意書

新潟県立がんセンター新潟病院　御中

私、五十嵐紀子は、主治医である佐藤信昭医師を全面的に信頼し、一切の治療方針についてお任せすることに同意します。また、それに伴う万が一の事態に対して、訴訟を起こすなど貴院及び医師に不利益をもたらす行為は一切行わないことを確約いたします。尚、命に関わる重篤な状態に陥り、快復が見込まれない場合の延命治療は拒否いたします。

術前化学療法を終え、いよいよ手術へ。入院に先立ち病院に提出した、「訴えない」と主張する同意書。提出のいきさつは次章にて【五十嵐】

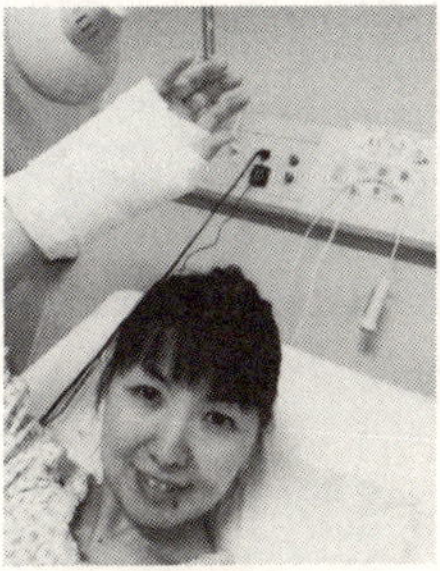

乳がんでリンパ節を切除。頭では分かっていたけれど……リンパ浮腫に伴う蜂窩織炎（ほうかしきえん）で入院。マッサージを怠るべからず！　対談の158～161ページを参照【五十嵐】

―伊勢みずほ「日記」から―

2014.10.27(月)　抗がン剤治療 ① 開始

パッと 彼のことを 見た時…。「???!!!」「ん?!?」

さっきまであったつんつんの 髪の毛が… ジョリジョリのぼうずに…。

そして ニコニコ。

前から言ってた。「オレも ぼうずにする」って。でも 私は反対した。だって

試合で 頭を守ってくれる 髪の毛は 絶対にそっちゃダメだって。

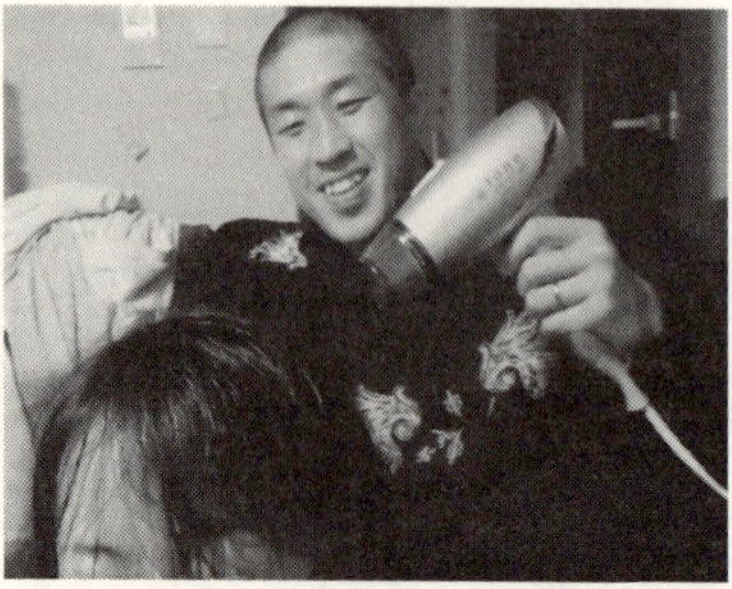

プロキックボクサー・塚野真一選手。私の夫です

治療 ❷

【化学療法】
希望の部屋〝化学療法室〟

伊勢みずほ

【手術】
私の選択、
「何があっても訴えません」

五十嵐紀子

治療〈2〉化学療法

希望の部屋〝化学療法室〟

伊勢　みずほ

2014年8月14日、手術を終えた私に、ビッグサプライズが待っていました。

恐る恐る見た右胸には、なんと‼

目玉のおやじに傷一本どころか、傷が全くありません。右脇の下に一本線。

「えーっ、なんで、なんで？」

執刀した先生が「脇の下から掻《か》き出すようにがんを取りました。皮膚とも少し隙間があったから皮膚は取らずに済みましたよ」。

見た目を気にしていた私を気遣ってか、できる限り形が変わらないように手術してくださったのです。感謝、本当に感謝です。

術後、わずか4日の在院でしたが、たくさんの人たちに元気をもらいました。あらためてありがとうございます。

麻酔科の女医さん。「テレビを見て、いつも伊勢さんの笑顔に励まされました」って、おもむろにポケットから小さなお守り。これには泣けちゃいました。

少し凹んだ右胸を触ると勇気が湧いてきます。心はすっきり。抗がん剤治療、やってやろう！　って気持ちです。

10月27日、ついにこの日を迎えました。予定通り抗がん剤治療が始まります。

私と彼はこの日を前に結婚しました。心も体もコンディションはばっちり。この日は夫が仕事を休んで付き添ってくれました。

治療初日とあって、今日はいくつかの科を回らなければなりません。最初は血液検査の予定だったのですが、さっそく間違えて放射線科へ。にもかかわらず放射線科の先生は問診をしてくれました。ここでは今後、どんなスケジュールで放射線治療を組み合わせていくのか、それはどんな効果があり、どんな副作用があるのかを説明してもらいました。

私の場合は「FEC《フエック》（フルオロウラシル＋エピルビシン＋シクロホスファミド）」を3週間に1回のペースで計4回、次に「タキソテール」と「ハーセプチン」の組み合わせで、こちらも3週間に1回のペースで計4回。そのあとは「ハーセプチン」のみ投与し、これら抗がん剤治療と並行して放射線照射を25回組み合わせるとのこと。

それ以降はお腹の注射「リュープリン」が2年。飲み薬「ノルバデックス」のホルモン治療が5～10年。こんな献立。

すべての治療を終えて5年の経過を見て、再発がなければ「治療が効いた」と判断されるそうです。乳がんの治療がこんなにも長いなんて、がんになるまでは全く知らなかった。


前後して外来化学療法室へ向かいました。ここでは採血と看護師さんの問診。体重や血圧、体温、酸素濃度などを測り、投与前の最終説明を受けました。体調が悪いときの家での過ごし方、お金のこと、シミができやすくなるから紫外線対策をしっかり、等々。

そして、子どもを諦めなければいけないことを再確認しました。

「今ならまだ間に合うよ。ここではできないけれど、卵子を冷凍保存する方法もある。抗がん剤を打ってしまってからだと、卵巣がダメージを受けてしまうから……」

そんな話でした。今日まで何度も夫や母と話し合い、自分の中でも覚悟を決めていたのに、それでも泣いてしまった。産まないのと産めなくなるのは違う。勝手なように聞こえるかもしれないけれど、全然違う。

あらためて夫に聞きました。

「今ならまだ間に合うって。本当にいいの？　子ども……」

「いいよ。みずほの体が大事。長生きしてもらわないと困る」

ちょっと言いよどんでいたけれど、笑顔で言ってくれました。ありがとうね。

それを聞いた看護師さんが「ごちそうさま」って小声で言った（笑）。


血液検査の結果が出たころ、今度は乳腺外科で診察です。

ここでは番号呼び出しにしてもらいました。プライバシー保護のため、希望すれば名前ではなく番号で呼んでもらえます。でも、あまりそんなことをしている人がいないから、かえって目立ってしまった気もします。

夫と診察室に入ると、初めてお会いする女性の先生でした。今日から先生が私の主治医です。

あらかじめ不安なことや聞きたいことをまとめてきたのですが、そのメモを見ながら先生に次々と質問をしました。特に抗がん剤の副作用や体の変化についてです。

先生は、抗がん剤も日々進化しているし、副作用の吐き気を抑える薬もどんどん良くなっていること、さらには「抗がん剤、効きますから」とはっきり告げてくれました。

この日まで自分なりにいろいろと調べてきました。本屋さんに行けば、抗がん剤の賛否を問う書籍がずらり……。ネットを見れば「抗がん剤は毒だ。本当に効くならがんの死亡率がなぜ下がらない」。そんなことがもっともらしく書かれていて、覚悟を決めてもまた揺らぎ、不安になることも多かった。でも目の前の先生が「効きますから」と目を見て言ってくださると、すごくうれしかった。迷いが消えました。


夫が質問をしました。

「もし気持ちが悪くてご飯が食べられなくても、吐き気止めは飲んでいいんですか？」

いい質問！私がもともと食が細いことを分かってくれている。答えは「ＹＥＳ」。これでまた安心材料が増えた。

気をよくした私たちは、ランチをしてから抗がん剤を受けたいとお願いし、ちょっと時間を遅らせてもらいました。

昼食は西堀通り・三吉屋さんのあっさりラーメン。大好き、うまし!! エネルギー注入完了。


午後2時半。病院に戻りました。〝いよいよ〟です。

外来化学療法室に入ると、ベッドがずらりと並んでいます。右腕から点滴する人、左腕からする人、並びが考えられています。私は右胸の手術をしたため、左腕からの点滴となりました。

一番奥のベッドに歩いていくまで、患者さんがだるそうに横になっているのが見えます。みんな元気になりたくて頑張っている。命をつなぎたくて頑張っている。「生きたい」と思っているから頑張っている。この部屋は、思いを抱いた人が集まる希望の部屋です。

夫に売店でクラッシュアイスを買ってきてもらいました。

「あまりやる人はいない」と言われたけれど、最後のあがき。脱毛予防のアイスキャップ、爪の変色予防のアイスグローブ、アイスシューズ、口内炎対策の氷！

冷やすことで血管を収縮させ、抗がん剤の巡りを部分的に悪くする。これも本で読みました。やれることはやっておきたい！　アイスキャップやグローブは看護師さんにお願いすると用意してくれました。

効果があるといいな……冷たいの、耐えるぞ。

初めの15分は吐き気止めを点滴。その後、抗がん剤を投与すること約30分。3種類のうち一つは毒々しい赤い液体。すごく怖い色。いちごシロップだったら大好きなのに……。これが「エピルビシン」で、血管を刺激する薬だそうです。点滴中は左腕に温めたタオルを載せ、血管を拡張させます。冷やすところに、温めるところ、もうぐちゃぐちゃ。

点滴の勢いは、〝ダダダダダダダッ〟。〝ポタリ、ポタリ〟じゃない。見ているだけで具合が悪くなる。

点滴の最中は、夫に氷をポイポイと口の中に入れてもらいました。鼻の奥がツーンとしてきました。ワサビみたいに鼻の粘膜が痛い。夫に顔まで冷やしてもらいました。

点滴が終わり、緊張から解き放たれてドッと疲れた。

窓口で本日のお会計。しめて「2万4400円」なり‼ 高いと聞いていたが、あらためてビックリした。

夫はそのまま仕事に向かいました。本当にありがとう。

家に帰ってからしばらくはいつもと変わりませんでした。

「吐き気止めってスゴイ、こんなに楽なの⁉ バンザーイ」と掃除をしたり、料理をしたり、母に電話をしてみたり……。しかし、その余裕は長くは続きませんでした。

点滴からおよそ5時間。猛烈な吐き気、腹痛、頭痛‼

気持ち悪くてトイレから出られない。吐きたいんだけど、吐けない。これが吐き気止めの力……。床に座ったままトイレで気を失っていました。

しばらくして目が覚めて寝室に移動。一度その場に座ったり横になったりすると、もうずーっと動けない。「今日はここで暮らそう」と根っこが生える感じでした。

深夜0時すぎ、夫が仕事から帰ってきました。疲れただろうな、朝からずっとで。

ベッドの横に座り「大丈夫か？　具合悪いよな。かわいそうに」。そう言う彼をパッと見ると、「ん？？？　誰だ？」。

夫はぼうず頭になっていました。

さっきまであったツンツンの髪の毛が、じょりじょりになっている。

「みずほだけハゲ散らかすわけにはいかない。俺も一緒に闘うって約束したでしょ」

なんてこった……。私は、黙って眠りました。

新しいな、「ハゲ散らかす」。

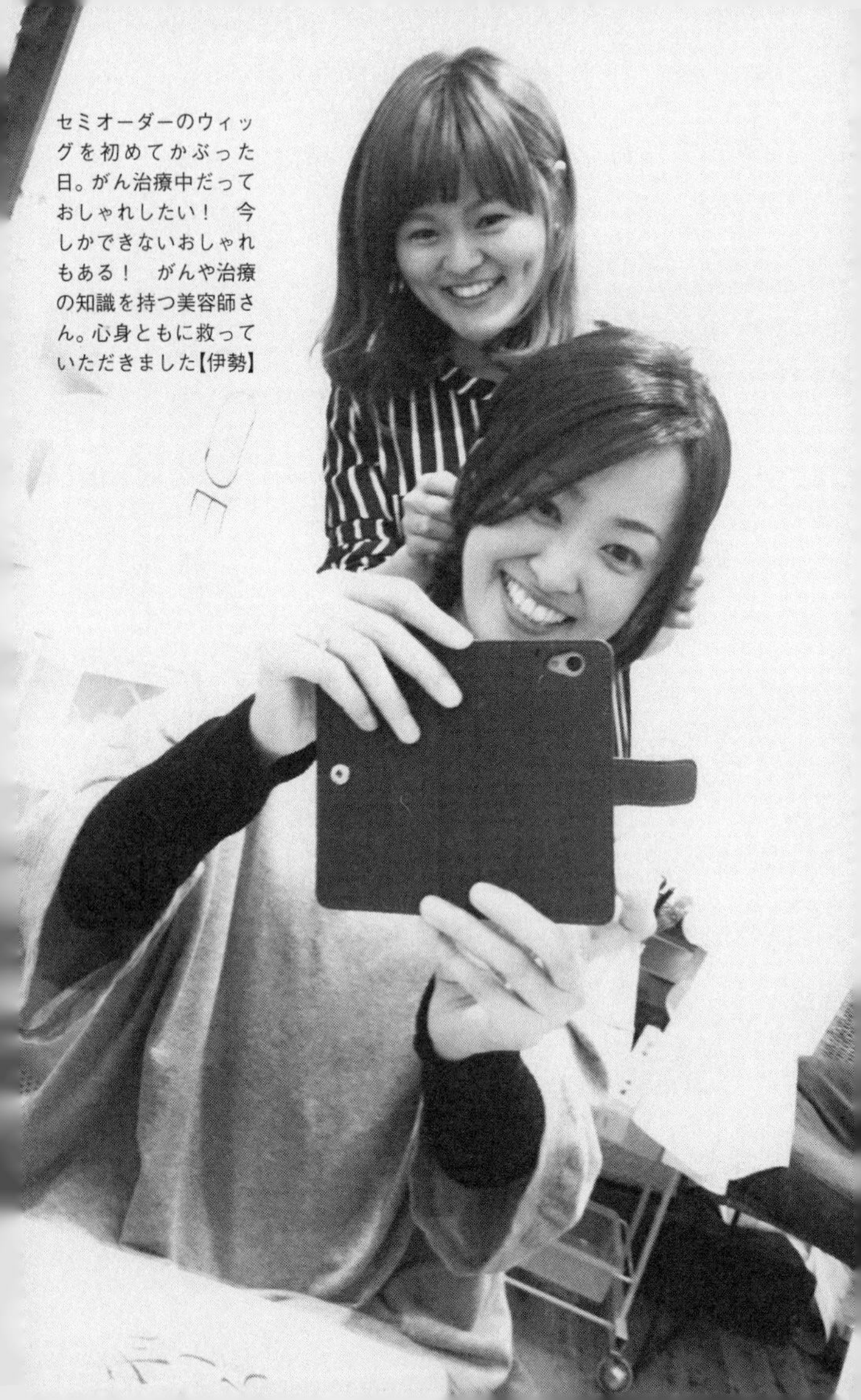

セミオーダーのウィッグを初めてかぶった日。がん治療中だっておしゃれしたい！　今しかできないおしゃれもある！　がんや治療の知識を持つ美容師さん。心身ともに救っていただきました【伊勢】

治療〈2〉手術

私の選択、「何があっても訴えません」

五十嵐　紀子

術前化学療法の最初の抗がん剤、FEC《フェック》の4クール目が終わってから、副作用で上がってしまった肝機能の値がなかなか下がりません。次のお薬、タキソテールでの治療が延期、また、延期……。手術がいつになるのか、見通しが立たなくなってきました。

このままだと、最悪な時期に入院しなければならなくなるかも。どうしよう。焦るばかりでした。

そのころの私にとっての「最悪な時期」というのは、所属する日本コミュニケーション学会の年次大会が新潟で開催される時期でした。私はその大会実行委員、そして、学会の事務局長をやっていたので、手術が重なっては皆さんに迷惑がかかる、とひたすら焦っていました。

仕事という日常に執着していた私は、自分の身体の声に耳を傾けながら、治療のペースに身を委ねる、という発想を持ち合わせていませんでした。

延期に延期が重なったある日の診察、佐藤信昭先生から「予定していた抗がん剤は中止して身体を休め、予定通り6月に手術をやりましょう」とのお言葉。

なんと、抗がん剤がスキップできて、手術も予定通り。ラッキー！ 天が味方してくれた、などと思いました。自分の身体より、仕事の予定。いま思うとバカみたいなのですが、当時はそれがよりどころだったのです。

がんになってからというもの、周りにいたわってもらい、負担を減らしていただき、それをありがたく思う一方で、自分がだんだん無力になっていくことを感じていました。だから、今までの役割を手放すことが、何より怖かったのです。

ドラマなどで見たことがあるような、抗がん剤の典型的な副作用、嘔吐して、髪が抜ける――。それを経験したことで、がん患者である自覚ができつつありました。

でも、まだ胸は元のまま。もともと大きな胸ではないので、小さいのが少しくらい減ったって、大したことじゃない。別にいいじゃないか。どうせ普段は着物だし。そんなふうに軽く考えていました。

その一方で、なぜか、がん患者として、もっとがん患者らしく手術を不安に思わなければいけない、がん患者としての自覚を持って手術に臨まなければならない、と思いました。軽い気持ちで手術を受けて、その後ショックを受けたらイヤだ。そんな感じでしょうか。それで、何をしたかというと、映画を見に行きました。入院の約1週間前でした。

ちょうどそのころ、「余命一ヶ月の花嫁」という、若年性乳がんになった女性の実話に基づいた映画が上映されていました。話題になっていたストーリーだったので、主人公が最後は死んでしまうということは分かっていました。

自分が余命を気にしなければならない状態ではないにもかかわらず、なぜ、わざわざ、死ぬ結末だと分かっている映画を見に行ったのか？　最悪の事態を想定しておけば、ショックが小さくて済むかも、と思ったのかもしれません。

果たして、映画を見て、がん患者としての自覚が持てたのか？

映画やドラマというのは、ある程度分かりやすさが求められるので、実際とは異なる描写がされることは分かっていました。それでも、自分が現に同じような経験をしていると、「これはないなー」などと思ってしまう点ばかりに注目し、感情移入どころか、かえって冷静になってしまったのです。

例えば、髪の毛をとかしていたら、髪が束になって櫛《くし》についてきて、「あ……」とショックを受ける、というような場面。この映画に限らず、がん患者が出てくるドラマにはよくあるシーンです。

でも、実際はシャンプーをしているときに、一気にゴソーッと抜ける。排水溝にカツラが落ちているかのように髪の毛がこんもり溜まる。それをポリ袋に入れて片づける。まぁ、そんな場面をドラマにしても、美しくないですしね。そんなことは分かっていたのですが、あらためて「美しい」シーンを見て、現実は違う、自分の現実は自分で見るしかない、ということを知ったのです。

その意味で、この映画を見て覚悟ができました。上映が終わり、感動の涙で目を赤くした観客に交じり、映画館を後にする私は、少し強くなった気がしました。

乳がんと診断されてから、治療のスケジュール最優先で私の毎日は過ぎていました。新たな検査や治療を受けるたび、説明を受け、同意書にサイン。形としては自分で決めて、意思表示をしているけれども、ほかの選択肢を持ってはいけないような気にさせられる。まるで、〝おっぱい修理工場のベルトコンベア〟に乗せられているような気分でした。

実は、乳がんと診断されてからしばらくして、毎回二人で説明を聞きに来るよう指示されることに、違和感を覚えていました。自分自身の身体のことなのに、家族とはいえ、なぜ無条件で、しかも同時に私の身体の情報が知らされてしまうのか、と。

そのことを佐藤先生にお話ししたところ、少し戸惑われたようですが、診察は一人で受けること、検査結果などは直接私本人に伝えることについて、了承してくださいました。

ところが、入院前の説明で、手術の間、家族が病院に待機し、不測の事態が起きたとき、麻酔下で意思疎通が不可能な本人に代わって、家族に判断してもらう、とのこと。本人の同意と同等の効力のある親族の同意を得なければならないとのことでした。

病院のリスク管理の一環で、医療訴訟という事態を避けるためであることは理解できます。それでも、自分のことは、自分で決めたい。そんなシンプルなことが、シンプルにかなわない。

前例がないと先生は若干困惑された様子でしたが、私の意思を尊重してくださり、その代わり、入院当日、一筆書いて持ってきてくださいとおっしゃいました。

家に帰り、自作の「同意書」を作成しました。私本人が意志疎通できない状態にあっても、医師がベストと考える治療方針に委ねたい、たとえ家族であっても、自分以外の他者にそれを覆《くつがえ》されることは拒否する、というものです。

「私、五十嵐紀子は、主治医である佐藤信昭医師を全面的に信頼し、一切の治療方針についてお任せすることに同意します。また、それに伴う万が一の事態に対して、訴訟を起こすなど貴院および医師に不利益をもたらす行為は一切行わないことを確約いたします。尚、命に関わる重篤な状態に陥り、快復が見込まれない場合の延命治療は拒否いたします。」

念には念を入れ、この自作の同意書を持って、新潟市内の弁護士事務所を訪れました。この同意書で、私の意思が守られるのかどうかを確認してもらうためです。

一読して弁護士の先生は、「訴えてやるというものではなく、訴えないということを主張するのも珍しいけど、完璧。直すところはないから、相談料は結構ですよ」とお墨付き（?）をくださいました。入院前日、２００９年6月14日のことでした。

これで、安心して手術を受けることができる。ベルトコンベアの上にいても、ささやかながら、自分の選択権を守れるということは、尊厳が守られるのと同様、私にとって大きな意味を持っていたのでした。

入院翌日の16日、手術を迎えました。

覚悟を決めて入院したものの、まだ頭部については「がん患者らしく」なることは拒み続け、手術前の最大の関心事は、手術室に向かうとき帽子をかぶっていてもいいか、ということでした。ほかにも心配すべきことはたくさんあっただろうに……。

かぶっていてもいいですよ、ということでひと安心。ネットで購入した、柔らかい素材でできた淡い黄色のナイトキャップをかぶって、手術室に向かいました。

手術前、たまたま読んだ週刊誌に、乳がん手術の特集が掲載されていました。

乳房〝温存〟手術というと、聞こえはいいかもしれないが、実際はこんなに変形してしまう、という写真付きの記事。その写真は、片方の乳房の乳首が、もう片方の乳首とは全く違う方向を向いてしまっているもので、ちょっとショッキングでした。

その写真のことが、手術台に上がるとき、ちらっと脳裏をよぎったのですが、不思議と怖くはありませんでした。

酸素マスクをつけてもらって、麻酔はいつかかるかな……と思いきや、次に気がついたのは、「終わりましたよー」という看護師さんの呼びかけでした。

病室に戻り、点滴、尿管につながれたまま、ひたすら眠りました。手術当日は、誰にもその姿を見られたくなかった。尿管につながれている私は、私じゃない……。

さなぎのようにしばらく暗いところで眠って、朝が来たら、また元通り、笑顔で歩き出そう。看護師さんにお願いして、面会お断りの貼り紙をしてもらいました。

夜、目覚めて確認した携帯メールに、母からのメッセージ。

「会わせてもらえませんでした。寂しかったです……」

何年も経った今でも、このメールのことを思い出すと、つらくなります。

母は強い人です。何事にも動じず、いつでも気丈な母に、こんなメールを送らせてしまった。一生後悔することの一つになってしまいました。

今からでも、あのときはゴメンと言ったり、親孝行したりして挽回できるかもしれませんが、母の気持ちをなかったことにすることはできません。それを忘れないためにも、一生後悔し続けたいと思っています。

手術では、予定通り、右乳房の下の方と、右脇の下のリンパ節を全部切除しました。

傷口を見たのは、看護師さんによる傷口チェックのとき。乳房は切除したにもかかわらず、腫れているせいか、元とあまり変わりがないように見えました。むしろ、ちょっと大きくな

った⁉

脇の下はよく見えませんが、こちらもちょっと腫れていて突っ張る感じがします。傷口はそんな感じでしたが、術後に強い痛みが出ることは特にありませんでした。

術後は体調も良く、お見舞いにいただいた、好物のスイカやサクランボ、ドーナツなどを食べながら、ベッドの上にパソコンと資料を広げ、復帰後の授業の準備をしていました。上げ膳据え膳、眠くなったらお昼寝……。ハッピー入院ライフです。

ただ一つ、困ることがありました。

リンパ節を切除した右脇の傷口から脇腹の方にかけて、腫れているというより、水が溜まり、タポタポしているのです。まるで、脇にもう一つおっぱいができたかのような……。ひきつれて痛い、というより、不快。そして、脇の傷口からはポタポタと黄色がかった透明な液体が絶えずにじみ出していました。

その液体の正体は「リンパ液」。時々先生に、マンガに出てくるような大きな注射器で、リンパ液を吸ってもらい、すっきりするのですが、またすぐに溜まってしまう。

「そのうち自然に吸収されてなくなりますよ」と説明されましたが、「そんな日は来るのだろうか？」と思えるほど、日を追うごとに、流れ出るリンパ液の量は増えていきます。何重にも重ねたガーゼで押さえますが、すぐにビショビショになってしまう。まるで、脇がおもらしているかのようでした。

退院は6月22日。その日の夕方、前々から依頼されていた、大学生の英語スピーチコンテスト予選ジャッジ（審判）のお仕事がありました。退院して初めての仕事でした。

緊張気味に練習の成果を披露する学生たちは全員1年生。暗唱してのスピーチ、たくさん練習してきたことでしょう。その、ピンと張りつめた初々しい空気の中にいるだけで、再び生まれたような、すがすがしい気分になりました。

一緒にジャッジをしたニュージーランド人の女性たちと挨拶を交わし、家に帰ろうとしたそのとき、体の右側がヒンヤリするのを感じました。脇汗なんてものではない、脇おもらしをしていたことが発覚！

私は普段着物を着ているのですが、着物の下着である襦袢《じゅばん》、着物、帯揚げなど、全てがぐっしょり。凛《りん》としたスピーチコンテストの雰囲気に浸っている間に、傷口に当てられたガーゼは既に用を成しておらず、溢れたリンパ液は着物を大胆に汚していました。

翌日の1限、退院後初めての授業です。脇おもらしが心配でなりません。

案の定、1限の授業を終えると、ガーゼはビショビショ。2限の授業に向かう前に医務室に寄り、事情を知らない医務室の先生にこんなお願いをしました。

「すみません。ガーゼをたくさんいただけますか？　どうも、リンパ液が出ちゃうので」

普通にしていて、リンパ液をダラダラ流すなんてことはあり得ないので、おそらく、何らかの手術をしたことは分かっていらっしゃったと思います。優しい先生は何も言わず、たくさんガーゼをくださいました。


日に日にリンパ液の流れ出る量が減っていくと思っていましたが、その勢いはとどまるところを知りません。ガーゼでは対応できない……と思った私は、手拭いを着物の脇の開いた部分、身八口《みやつくち》から入れ、挟みました。替えの手拭いを何枚も用意し、濡《ぬ》れると持っているポリ袋に入れ、新しい手拭いを脇に挟む、ということを繰り返してみました。たいへん面倒くさい。そして、恥ずかしい。

そこで、考えました。おもらしだったら、オムツだ！

ドラッグストアに出かけた私は、まず赤ちゃんのオムツコーナーに行きました。うーん、立体的だし、赤ちゃん用といえども脇に挟むには大きすぎる。

次に向かったのは、介護用オムツコーナー。尿取りパッドだと平らだからいいかもと思ったからです。でも、まだ大きすぎました。

そこで閃《ひらめ》いたのは、女性用尿もれナプキン。ちょうど良い大きさ。薄いのに素晴らしい吸水量。なんとスゴイ発見をしたものか！　とうれしくなり、自慢げに家族や友人に話しました。誰の役にも立たないのに。リンパ液問題で困っている方は、おすすめですよ!!

リンパ液問題が収まったのは、手術から約1カ月後でした。ちょっと長かったな……。

—伊勢みずほ「日記」から—

11月12日(水)

今日は、ヅラをつくってもらった。2つの美容室のトップスタイリストが
時間をたくさんつかってくれた。ありがとう。もう安心だ。
「今日から伊勢さんの毛ですよ」やさしい声に…あったかく泣きそうに。
私、幸せだ。髪が無くなることがなんだ。その分、たくさんの
愛とやさしさをもらってるじゃないか。

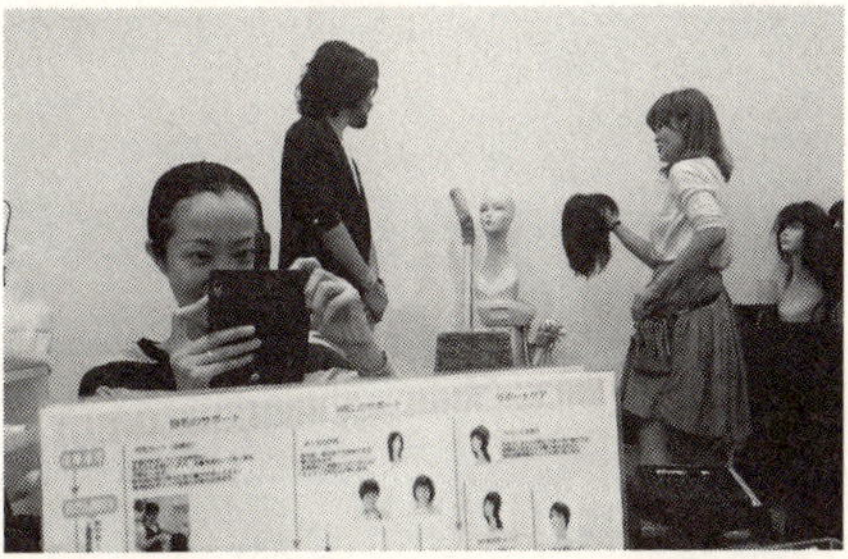

治療 ❸

【化学療法】衰弱、破壊、変わらず〝不元気〟

伊勢みずほ

【放射線治療・ホルモン療法】卵巣、取ってください

五十嵐紀子

治療〈3〉化学療法

衰弱、破壊、変わらず〝不元気〟

伊勢　みずほ

1回目の抗がん剤投与から、私の体と心には大きな変化が現れました。想像を絶するダメージ。私の日記から少しかいつまんで記してみます。


〈10月28日〉

朝、ベッドから起き上がれない。吐き気と倦怠感。

〈10月30日〉

まだ朝10時、弱音吐くの早すぎ？「1年なんてあっという間」ってたくさん励まされてきた。でもこの4日間がとてつもなく長い。これが1年？　希望を見失いそう。

〈10月31日〉

何をするにも〝10倍〟時間がかかる。1回がんになると、ずっと再発におびえ、もう二度と戻りたくない治療におびえ、死におびえ……。いろんなことがどうでもよくなる。こんなんじゃ、ダメだ。

〈11月1日〉
こんなにも続くとは。少しも良くなってない。昨日の夜からは、上半身、頭、顔、胸の傷が、いたきもちわるい。

〈11月3日〉
なんでだろう。病気になると自分を責める。生きるために「抗がん剤」を選択して、家族やらみんなに心配や迷惑をかけている。

〈11月9日〉
元気が出ない。「不元気」という感覚。毛が抜けてきた。シャンプーしたら元気な髪の毛がスーッて。声を上げて泣いた。

〈11月10日〉
少し調子がいい。抗がん剤投与から2週間が経過。白血球の数を見るための検査をした。500ぐらいあってほしかった数値が180で、即、白血球を増やす注射。

〈11月11日〉
朝ごはんも、夫の朝の見送りも、洗い物も、全部できた！　でも、ついに来た。髪の毛がワッサワッサと抜ける。抜けた毛を見て片づける。つらい。目に見える現実を受け止めるには時間がかかりそう。

〈11月12日〉

今日はカツラを作ってもらった。スタイリストさんの「今日から伊勢さんの毛ですよ」という優しい声が温かくて、泣きそう。もう、人をうらやむのはやめよう。

〈11月14日〉

今までで一番ごっそり髪の毛が抜けた。ぼうずに近づいた。あまりのすごさにまた泣けた。早く吹っ切れ、ぼうずを楽しめ!!


これが2回目のFECまでの私の様子です。

FECの主な副作用は吐き気、腹痛、頭痛、味覚麻痺《まひ》、便秘、そして麻酔を打たれたような倦怠感。脱毛が追い打ちをかけ、ネガティブ全開……。

このFECが2回、3回、4回と続くのですが、私の場合は、抗がん剤投与から11、12日後にようやく体調が上向くというサイクルでした。

そして、吐き気があって気持ちが悪いのに、食欲だけはある。なぜかというと、口に食べ物を入れているときだけ、ムカムカがまぎれるからです。

デカドロン、ナウゼリン、イメンドカプセル、ワイパックス。全部「吐き気止め」として処方されました。それでも吐き気が収まることはありません。

逆に、今度は体が〝抗がん剤治療〟そのものに反応し始めました。12月7日、3回目のFECは明日なのですが、既に気持ちが悪く、つらいモードに。これこそ〝トラウマ〟。

新たに「ジプレキサザイディス」が処方されました。この薬には心を落ち着ける作用があるといいます。頼むから、効いて!!


年が明けて2015年、1月5日。FEC最終回。

左腕の「血管痛」を看護師さんに告げると、「できるだけこのまま頑張って」とのこと。私は先の手術で、リンパ節への転移を確認するため、右脇のリンパを少し取っています。これによって、右腕などでの「リンパ浮腫」の発症リスクが30%もアップしているそうです。やっぱり、左で頑張るしかないか。

副作用オールスターズは相変わらず。そして、これが「ケモブレイン」でしょうか、伝えたい言葉や単語が浮かんできません。口が回らない。

結局、薬が抜けたと実感したのは、これまでと変わらず10日後でした。

ＦＥＣを終え、新たな抗がん剤の投与が始まります。「タキソテール＆ハーセプチン」で、こちらも4クール。

タキソテールは、脱毛力がさらに強く、体が痛くなるというウワサの薬です。1月26日の1回目は、点滴前にロキソニン（痛み止め）を服用し、最初の15分で吐き気止めを点滴、そしてタキソテール＋ハーセプチンで約3時間半。アレルギーをチェックしながらの長丁場でした。

投与当日、翌日、翌々日、ＦＥＣよりもかなり楽です。吐き気はほぼなく、異常な食欲も普通に戻りました。

ところが、4日目から強烈な副作用に襲われます。体の中が痛い。胸、腕、太もも、顔、喉、下腹部、お尻。痛みが体の中をはいずり回って移動してゆく。なんだ、これ。

口角が裂け、舌も痛い。寝ていたら鼻血、ドローッと止まらない。怖いよ。

そう、ＦＥＣの副作用が〝衰弱〟なら、タキソテールは〝破壊〟かな。

2月16日、3月9日、3月30日――。スケジュール通り、3週間に1回「タキソテール＆ハーセプチン」を投与しました。

味覚は完全に崩壊し、塩味・酸味は全く感じません。レモンは丸かじりしてもOK。

この薬は、投与後1〜2日は小康状態。3日目ないし4日目から一気にしんどくなる。きつい全身の痛み、そこから来る不安。そして、自分で作ったみそ汁の具の数が数えられないほどのケモブレイン。10品目みそ汁を目指したけれど、うまく数えられずにダメだった。

でも、ここまで頑張ってきました。

抗がん剤治療を開始して6カ月、気がつけば桜の季節になっていました。


先述の通り、長い長い「化学療法」の道のり。この本が店頭に並ぶころもまだ、「ハーセプチン」の投与は続いているはずです。

「生きたいと思うことは自分のわがままなのかな」。ずっと続く道のりが、暗闇だけだったら誰も歩けません。

私の〝明かり〟は何だったのか――。

次の章で振り返ります。感謝を込めて。

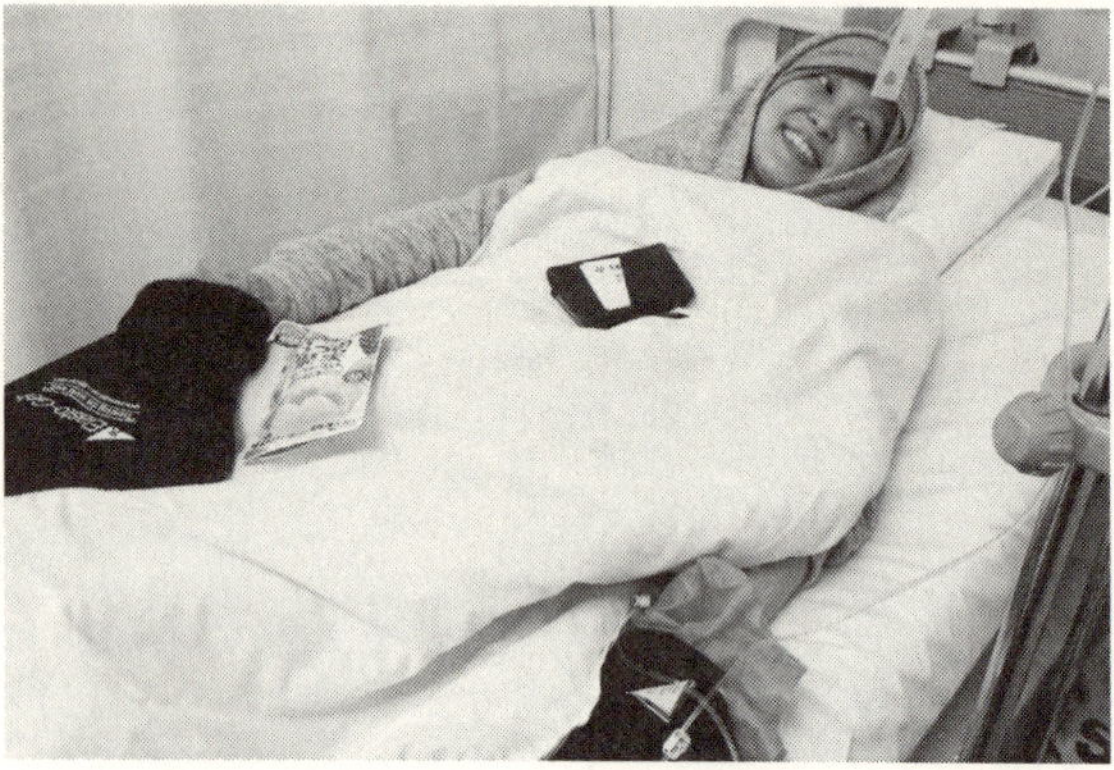

手足にアイスグローブ、アイスソックス、頭にアイスキャップ、口にはアイスキャンディー。爪と髪の毛、口の中を保護するために頑張ったけど、私の場合はあまり効果ありませんでした【伊勢】

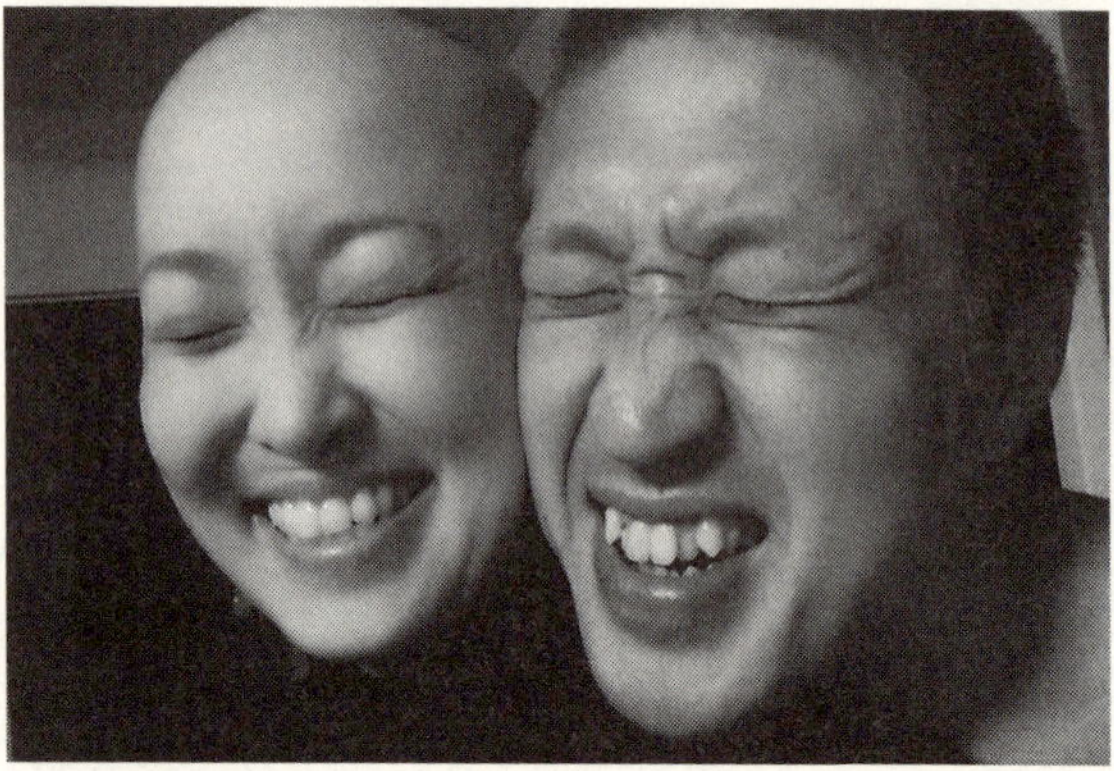

毎日のように「つるつるぼ〜ず〜つるぼ〜ず〜」と歌っていました。つらいときほど馬鹿になって笑っていたい。そうすればいつの間にか時が過ぎ、気持ちも穏やかに。このころ、尼さんに間違えられてちょっとうれしかったことも（笑）【伊勢】

治療〈3〉　放射線治療・ホルモン療法

卵巣、取ってください

五十嵐　紀子

抗がん剤治療を終え、手術を終え、リンパ液の漏れとの闘いも終わり、やれやれ一段落……と言いたいところだったのですが、次は放射線治療。これが思いのほか大変でした。いや、治療そのものはあっという間に終わりますし、痛みなどの苦しみも伴いません。しかし、これまで私のこだわってきた「日常」を脅かす、という意味で、放射線治療が一番大変、とすら思えたのです。

私の場合、放射線治療の期間は5週間。その間の平日5日は毎日通院する必要がありました。それでも、授業のない期間にぴったり収まるように、8月から9月にかけて、スケジュールを組んでいただけたのはとても幸運でした。

とはいえ、毎朝出勤し、途中で仕事を切り上げ、すぐに治療を受けられる服装に着替えてがんセンターに向かい、治療後はまた仕事に戻る、という生活は正直しんどい……。最初から洋服を着て出勤すればいいのに、と思われるかもしれませんが、「なぜ今日は洋服？」と聞かれたくないので、面倒でも、着物↓洋服↓着物を繰り返していました。
毎日の時間の流れが、所要時間わずか5～10分という放射線治療によって、すべてが細切れにされてしまい、いろいろと集中できない。

「集中できない（できなかった）」というのは言い訳かもしれません。いや、言い訳です。抗がん剤や手術のように、治療の効果が目に見えるわけではない放射線治療。そのため治療に対する意欲が湧いてこなかった。
私の時間を消費する厄介なもの、という感じでしか見られなかったのです。そのような気持ちで治療を受けていたので、集中できないという自分自身の問題を、治療のせいにしようとしていました。言い訳している自分自身にも気がついていたので、余計に苦しかった……。

週5日の通院――。私は、病院と同じ市内に住み、勤務しているので、車さえあれば、通うこと自体はそれほど大変なことではありません。
でも、これが離れた地域から通わなければならなかったり、車の運転をされない方にとっては、どれほど大変なことでしょう。

また、「仕事を休む、一時的に抜ける」ということがあっても、何とかやっていける職種、職場、タイミングであったことも、私にとってはラッキーでした。

しかし、そのような治療中心のスケジュールで勤務することが難しい方がおそらく世の中の大多数で、職場の理解が得られない、あるいは、迷惑をかけてしまうのではと仕事を辞めてしまう、という人も少なくないのではないでしょうか。

抗がん剤治療に比べたら、そのインパクトは小さく、がん治療を語る際もあまり注目されることはない地味な治療「放射線療法」。でも、この地味な大変さ、実は共感してくださる方は多いのではないかと思います。

放射線治療も終わり、ようやく自由な毎日！　解放感に満ち溢れた日々……。そうはいきませんでした。

抗がん剤、手術、放射線――。ひととおりの治療を乗り越えて、燃え尽きてしまったのか、全くポジティブな気持ちになれません。

これまでこんなつらい治療を頑張ってきたことに意味はあったのだろうか？　と思い始めるようになりました。病を治してこれまでの生活を取り戻すという希望や意欲は湧かず、自分が存在する意味すら疑問視するようになってしまいました。

治療なんてしなければよかったんじゃないか……。

放射線に先立ち7月に始まった、女性ホルモンを抑えるリュープリン注射と経口薬のノルバデックス。それらの副作用なのか、放射線による影響なのか？　それとも、バーンアウトした気持ちの落ち込みによるものなのか？

原因は分からないのですが、とにかく、お肉やお魚、油のにおいのするものが一切口にできなくなってしまい、1〜2カ月という短期間で体重が随分と減ってしまいました。頬のやつれた貧相な顔の輪郭に、不自然な毛艶のカツラ。冴《さ》えない表情。栄養が十分とれていなかったことも相まって、心身ともに下降状態。

もう、消えてしまいたい……。

そんなどうしようもない気持ちの落ち込みを抱えたまま、家に帰る気も起きず、大型スーパーの駐車場の暗い隅に止めた車の中で、悶々《もんもん》とした時間を過ごす。そういう日が続きました。

これまで私は「自立をしていることが大事」、「自分の問題は自分で解決すべきだ」、そう思い続け、こだわり続け、あまり人に助けを求めることはありませんでした。

頼ったら〝敗北宣言〟したも同然。そんな感じでしたから、家族はもちろんのこと、友人にも知人にもSOSを出すことができずにいました。SOSを出せないというより、出したくない！

それでも、生きていたい、生きる意味を持っていたい、という本能がそうさせたのか、ふと助けを求めたいと閃いたのが、現在夫の彼だったのです。

彼とは、同じ職場で知り合い、10年来のよき友人でした。恋人同士になるとか、ましてや夫婦になるとは考えられない、そんな距離の間柄でした。

説明がとても難しいのですが、この人は絶対に私が生きる意味を与えてくれる、という直感が働いたのです。

「今から会えますか？」

2009年9月20日の夜、私からメールを送りました。全くもって、勝手で失礼極まりないことです。自分のことしか考えてないわけですから。

でも、彼は、「晩酌してしまったから車の運転はできないけれど、ここまで来られる？」と待っていてくれました。

その後、私の運転で、しばらく海岸沿いの道をドライブし、病気のこと、どうしようもなくつらいことなどを打ち明けました。彼は、少し驚きつつも、静かに私の話を聞いていました。

私の「一人でも生きていけるし、そうするつもり」という自信は、助けを求めることができない弱さ、私の中の稚拙な部分でもあったということです。

人は関わりの中でしか生きていけない――。

担当するコミュニケーションの授業の中で繰り返し語っていたのに、自分自身、それを全然分かっていなかった。乳がんになったことで、そのことに気づくことができました。そして、乳がんにならなければ、彼と人生を共にするという発想は一生埋もれたままだったかもしれません。

それから間もなくして、私たちは結婚することを決めました。

こうして穏やかな新しい生活が始まり、お薬に慣れて副作用が出なくなったのか、食事も以前と同じように食べることができるようになりました。

それと同時に、女性ホルモンの分泌をリュープリンで抑えているため、太りやすく、痩せにくい身体になっていきました。あっという間に、10キロ増！　リバウンドです。

これはマズイ……と、当時流行《はや》っていた韓国のカリスマダイエット主婦、チョン・ダヨンによる、モムチャンダイエットに励みました。毎晩30分間、DVDを見ながらのエクササイズ。汗をかき、身体を動かすのは気持ちが良いものです。しばらく運動から離れていたので、その爽快感を久しぶりに感じていい気分になっていました。

ところが、痩せない……。女性ホルモンの威力、恐るべし。女性ホルモンは、あるとがんのエサ、ないとダイエットの敵。

そして、次に困ったのは、「幸せ太り？」とか「おめでた？」という言葉です。ちょうど、太り始めた時期と結婚が同じタイミングでした。「いや、そうじゃなくて」と返そうとしても、

「いいわね～、お幸せで」

「………」

正直、最初のころは、このように言われるのに困惑し、イラッとしましたが、次第にうまくかわせるようになっていきました。「妊娠4年くらいかな～。いつ産まれますかね？」とか言いながら。

それでも、こうした小さなことが重なると、心の傷もじわじわと低温やけどのように深く

なっていくのでした。

治療開始時、このホルモン療法は5年間の予定でした。

5年が経過した診察の日、佐藤先生が「研究の結果、さらに5年間ノルバデックスを服用すると再発のリスクが低くなることが分かってきました。どうされますか？」とおっしゃいました。

その場で、ホルモン療法を継続する意思を先生に伝えました。その時点で42歳。継続した治療が終わるころには47歳。ホルモン療法の継続を決めたときが、子どもを持つ選択肢を手放した瞬間でした。

36歳でガン発症——。以来、それほど子どもが欲しかったわけでもないのに、治療を続ける意思決定に迷いがあったわけでもないのに、その日の夜、夫にホルモン療法を続けることにしたと報告した瞬間、涙がこぼれていました。

夫は「大丈夫だよ」と言ってくれました。そう言ってもらえる確信があったことが、ホルモン療法を継続する決断をする上で大きかったと思います。感謝です。

２０１４年の秋、卵巣が7センチくらいまで肥大していることが発覚しました。

乳腺外科と同じフロアにある婦人科を紹介してもらい、受診。ノルバデックスの副作用によって、卵巣が腫れることもあるそうで、しばらく薬の服用を休止して様子を見ることにしました。

すると、腫れは縮小。悪性腫瘍だったら小さくなったりしません。再発転移ではなかった！　とても安心しました。

とはいえ、卵巣が肥大すると破裂してしまったり、卵管が捻《ね》じれたりするリスクがある。それは激痛を伴うという話や、祖母や近い親戚に卵巣がんで亡くなった人がいることから、遺伝性のがんも心配だという話……。

そんなことなら、さっさと取ってしまいたい。私はすぐに思いました。

「卵巣を摘出することで高まる骨粗しょう症などのリスクより、ホルモンをエサに増殖するタイプの乳がんにとっては、ホルモンを出す卵巣を取って、がんの再発を予防することのメリットの方が大きい」

乳腺外科の先生からは、このようなご意見をいただきました。もう、迷うことはありません。

「卵巣、取ってください」

生理を止めるリュープリン注射が終わっても、生理は戻ってきませんでした。私の卵巣は、抗がん剤のダメージで既に機能がストップしていたのかもしれません。

もう、さすがに「子どもは？」などと聞いてくる人はいません。でも、万が一聞かれても、「あ、卵巣ないんで」と言えるなー、などと考えると気分がとても楽になりました。ホント、強がりではなく、何とも言えない味わったことのないような爽やかな解放感。私はこれまで、すべての女性が結婚して子どもを持つのが幸せだ、という固定観念に強烈なアレルギーを持っていました。「何時代の話？　勝手に決めないでくれる？」と。

でも実際は、その固定観念に縛られていたのは自分自身だったのです。

そういうまなざしを自分に向けていたからこそ、結婚はしたけれど子どもを持てないことに後ろめたさを感じたり、人の何げない言葉の数々にいちいち傷ついたりしていたんだ、と気がつきました。

「自分は社会的につくられたジェンダーに縛られたくない」。そうずっと思っていたにもかかわらず、実は自分で自分自身を縛っていた。

乳房、子宮、卵巣——。女性としてのシンボルともよくいわれますが、それらがあるから女性的とか、失ったから女性も失ったとか……。そういった考え自体が、実にナンセンスに思えてきたのです。

もちろん、それらを女性の部分として大切に思っている方も多くいると思いますし、それはそれでいいのです。

私自身が「女性であること」から、実はずっと解放されたかったんじゃないか？　そういう気づきを得た――。つまり、大多数の「女性」に当てはめて理解する自分ではない、本当の自分の考え方を知ることができたのです。

2015年6月18日、腹腔鏡下手術で、左右の卵巣、卵管が摘出されました。

自分自身を呪縛から解放する――。得たものは〝思考の自由〟でした。

—伊勢みずほ「日記」から—

3月12日(木) タキソテール+ハーセ 3回目の4日目。

きた———。手.足.胸.肺? 心臓? 下腹部.子宮? いた—い。。。

今回はとくに肺? さされるようにたまにズキンとする。朝はムネやけもした。

デカドロンないよ…。味ないよ。 頭も時々スーっとなって目まいする。タキソテール

本りょう発揮、破かい。。。

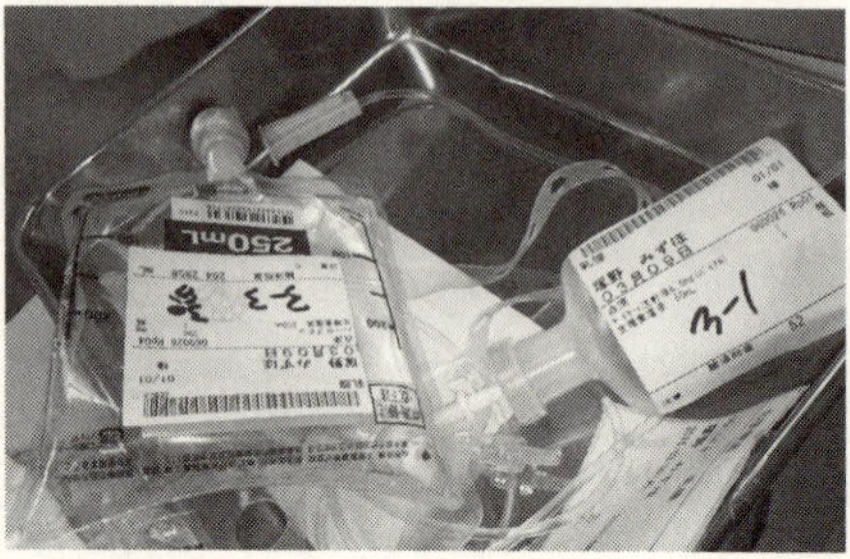

日常

見ていたけれど、見えなかった世界

伊勢みずほ

語る勇気、語り合うよろこび

五十嵐紀子

日常

見ていたけれど、見えなかった世界

伊勢　みずほ

とある方から教えていただきました。オーストリアの心理学者、『夜と霧』を記したヴィクトール・フランクルの言葉だそうです。

「絶望＝苦悩—意味」

言い換えれば、苦悩に意味が加われば、絶望ではない。もしかしたら「希望」に変わるのかもしれません。

そう考えれば、「がん」という苦悩にも、きっと意味があるはず。

２０１５年1月21日、水曜日。この日をどれほど待ちわびたか。

ＢＳＮ新潟放送の生放送番組、「水曜見ナイト」に復帰!!

入院・手術から約５カ月。ＦＥＣの４回目も終了し、この日はちょうど薬の副作用も収まったころです。

楽しい、うれしい。そして、戻れた!!

カムバックできたのは、ひとえに「職場の理解」があったからです。乳がんの宣告を受け、真っ先に浮かんだのが仕事のこと。ラジオとテレビで生放送のレギュラーを持っていたので、簡単に穴をあけるわけにはいきません。迷惑をかけないようにするには、降板するしかないのかな……。そう思っていました。

治療方針の説明を受けた6月下旬、思い余って上司の一人、櫻井雅也さんに相談しました。櫻井さんは私がBSNに入社して以来、ずっとお世話になってきた恩人です。「水曜見ナイト」のプロデューサーでもある櫻井さんは言いました。

「伊勢の席は取っておく。今は治療に専念しろ」

この言葉通り、ラジオではパーソナリティーの仲間たちが、入れ代わり立ち代わりで代役を務めてくれました。テレビではメインキャスターの代役もあえて立てず、後輩たちが番組を盛り上げてくれました。

そして、

「伊勢がキャスターの番組なんだから伊勢がいないと成り立たない」

そこまで言ってくれた櫻井さん。

「帰れる場所がある」こと。そして、「みんなが待っていてくれる」こと。苦しい治療を乗り切る、大きな原動力でした。

そして、2月22日。2の数字がそろった〝猫の日〟の22時22分。私は自分のブログで「乳がん」であることを公表しました。

一部抜粋して掲載します。

突然の公表ですみません。
乳がんが見つかり昨年の夏に手術を終え、
今は抗がん剤で治療を続けています。
ずっと長かった髪をバッサリ切ったのも、その頃。
これが理由でした。
そして今。
気持ちがだいぶ前向きになれてきたことと、
公表することで、

同じ病で頑張っていらっしゃる方や、
周りで支えるご家族、ご友人の皆さまと情報や気持ちを共有できて、
私自身、少しでも楽になれるかもしれないという期待。
そして、こんなちっぽけな私でも、
つらい気持ちになっている方の力になれることがあるかもしれないという淡い期待。

まとまりきらないのですが、
私もいつまでも今の段階にとどまっていてはいけないのではと思い、
乳がんを患ったことを公表することにしました。

お世話になっている病院の先生方や薬剤師さん、看護師さんから、
こんなありがたい言葉をいただきました。
「病院ではテレビを楽しみにしている患者さんが大勢いらっしゃいます。伊勢さんがテレビに復帰して元気に楽しそうにしている姿を見れば、きっと励みになる方も大勢いるはず。だから戻って」

乳がんの告知を受けたときは、そりゃぁやっぱり「死ぬのかな」とよぎり、
この世界ではもう必要ない人間ということなのかな…と。
随分落ち込んで毎日泣いてばかりいました。

一番つらかったのは母に伝えることでした。
でもそんなときに、私の周りの方は
「生きるための言葉」をシャワーのように浴びせかけてくださり、
今もずっと支えてくださっています。

ありがたいんです。
死を覚悟せざるをえない病気になると、いろんなことが見えてきました。
今までも見えていたつもりだったけど、見えなかった世界。

これから少しずつ、
同じがん患者さんや、今まさにこれから手術!という方や、
検査を怖くて受けに行けないという女性たち。

さまざまな方に届けたいと思う私の経験を書いていけたらと思います。

少しずつね。

公表したことで、私の心持ちは変わりました。

仕事柄かもしれませんが、私は「伊勢みずほ」が人にどう見られているのか、少し怯《おび》えていました。だから、気づかないうちに「壁」「殻」「距離」をつくってしまう。うまく言えませんが、「伊勢みずほ」のイメージにがんじがらめになってしまう。

公表して一変しました。

本当の自分、弱い自分もさらけ出す――。

「人にどう見られるかではなく、もっと〝自分らしく〟でいいんだな」と。

こんな私を支えてくださった方の一人に、柳生真吾さんがいます。

真吾さんはＮＨＫ「趣味の園芸」などで活躍なさった園芸家、屈託のない笑顔が素敵な方でした。出会いはかれこれ10年以上前、ＢＳＮテレビの番組で、リポーターとしてご一緒させていただきました。

ほんの数日のロケだったにもかかわらず、私も番組スタッフも取材先の皆さんも、あっという間に真吾さんの優しさの虜《とりこ》になりました。

爽やかでおしゃれ――。発する言葉の一つ一つに、相手を思いやる優しさがにじんでいました。

とてもお元気そうに見えましたが、実は、もうそのころから真吾さんは病気と向き合っていたのだと、あとになってから分かりました。

私が乳がんであることを伝えると、真吾さんは初めて自分の体調のことを聞かせてくれました。そして、ご自身の経験から、私をずっと励ましてくださいました。「がんの先輩だから、何でも聞いてね」と。

「笑うこと、歩くこと、楽しむこと、食事、そういったことは、いつもより強く意識してやっているよ。ほかに思いつくのは、鍼灸《しんきゅう》、漢方、気功、サプリメント、温泉、マッサージ、サウナ。これらは全部みずほさんの闘病を助けるものだと思うよ」

「これをやって僕が一番よかったって思うことは……『自分で治す！』という気持ちになること。病院の治療はどうしても治してもらう、という感覚になってしまう。病院の帰り道に余計に歩いたり、ポジティブな映画を見たり、お灸をしたり、マッサージしたり、特別の食事を考えて試したりすると、『自分が治療の主役』になった気分になるんだよ。受け身の治療ではなく積極的な治療というのかな。がんは自分で治すもの、と思い続けるためにもとてもいいと思うんだ」

真吾さんの言葉が、どれほど心の薬となったことか。

でも、真吾さんご自身は、このころから入退院を繰り返していらっしゃったようです。

「真吾さん、おじゃましてもよろしいでしょうか？」

入院しているという真吾さんに、ある日、勇気を出してメールしました。

２０１５年４月25日、私は真吾さんと面識のある友人と二人で、真吾さんが入院されている山梨県の病院に向かいました。

病院の待合室で待っていると、真吾さんは変わらない優しい笑顔で私たちを迎えてくださいました。

まなざしの力強さも、誰もが魅了されるオーラも、いつものまんまでした。

でも、ただ一つだけ、以前と変わっていました。「声」です。真吾さんは「咽頭がん」と闘っていました。私たちの会話は、小さなホワイトボードを介してのものとなりました。

「病院に空中庭園があるから行ってみようか？」

真吾さんは私たちを病室から連れ出しました。その病院はとても立派で、患者さんが自由に散歩してリラックスできるスペースとして空中庭園があります。

真吾さんは誰よりも植物を愛し、その魅力を世界中に伝えてこられた方です。そのときも私たちにフジやスズメノエンドウ、さまざまなハーブの話をしてくださいました。

いま思い出しても、夢見心地な、温かな時間でした。

真吾さんが突然、こんなことを聞いてきました。

「僕は地元山梨の病院に移ってきて、ちょっと不自由なことがある。それは知り合いが大勢いることなんだよ。みずほさんは新潟で治療していて、たくさんの人に見つかるでしょう？　そのあたりはどうしてるの？」

「真吾さん、私は乳がんのことを黙っていることがつらくなってしまい、今年の2月に公表したんです。でも真吾さんはみんなに心配かけないようにと公表していない。本当に強いと思います。すごいです！」

そう言った途端、真吾さんはホワイトボードが真っ赤になるほどの言葉を書き始めました。

「言わないことが強いというのは勘違いだと思った。痛いときは痛いって『正直』に言いたい。言わなきゃ。言うべき。泣きたいとき、痛いときは一緒に痛がってもらっちゃう。そして、そして、そして、いいことあったら、笑いたいときは、うれしいときは一緒に笑って喜ぼうね。そうやって強く生きるゾ」

私にとっては、これが真吾さんからの遺言、託された遺志だと思っています。

後日、真吾さんのお父様、柳生博さんにもお会いする機会がありました。

「真吾は人には頑張るなというくせに、自分は人一倍努力をし、勉強をし、頑張りすぎる男だった」とおっしゃいました。

あとから分かったことですが、真吾さんはご自身の病気を公表どころか、ごく近しい方にしか伝えておらず、できるだけ心配をかけまいと隠しながら闘病されていたそうです。

5月2日――。私たちがお見舞いに行った1週間後、真吾さんは天国に旅立たれました。

享年47。

八ヶ岳倶楽部で行われたお別れの会には、全国の真吾さんファンが弔問に訪れ、「こんなにたくさんの人に愛されていたのか」と、お父様の博さんも驚くほどだったそうです。

真吾さん。本当にどうもありがとうございました。

またお会いしましょうね。

さて、文章にすると照れくさいですが、最後は自分の気持ちで結びます。

先日、上越市の小学校で講演をする機会をいただきました。

中学生になり、大人になっていく子どもたちに伝えたかった言葉。

「大人になっていくということは、一人で何でも解決できるってことじゃない。周りの人たちに自分の不安や悩みを言葉で伝え、周りの人たちと一緒に解決していく力をつけること、これが大人になることだと思う。私もやっと気がつきました」

今までも見えていたつもりだったけど、見えなかった世界。

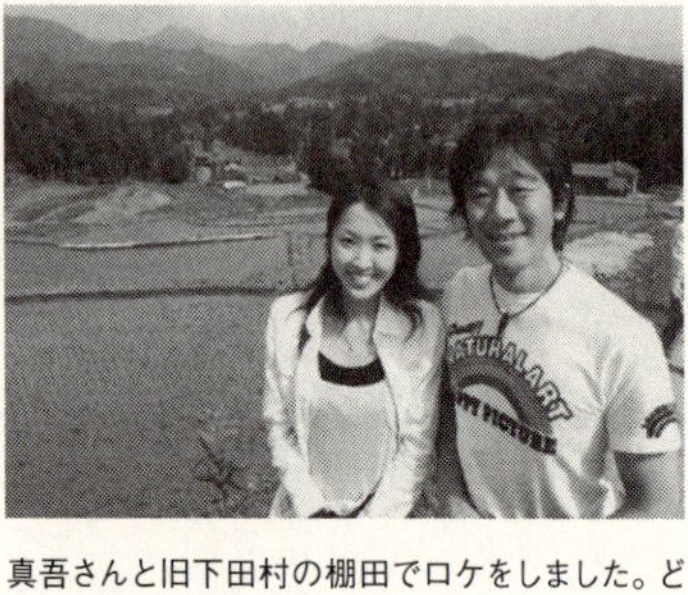

真吾さんと旧下田村の棚田でロケをしました。どこに行っても大人気の真吾さん。もう一度、一緒にロケに行きたかったな【伊勢】

日常

語る勇気、語り合うよろこび

五十嵐　紀子

日常について書こうとして、気がついたことがありました。当たり前のことなのですが、「日常は変化する」ということです。

告知を受けてから直面した、自分の日常が脅かされることへの不安と恐怖、抵抗、そして日常への執着……。

15歳の私と20歳の私、20歳の私と40歳の私の日常が同じではないように、年を重ねるごとに、生活の環境は変わり、社会の状況も変化し、さまざまな新しい経験をして、新たな人間関係ができて、今日というこれまでとは違う日常がある。今日の日常は明日の日常と同じではないかもしれない。なのに、がんになったことで、日常が突然奪われて、無力になったかのように感じていました。

でも、告知から7年経過した今、日常を変えられてたまるものか、と執着してもがいていたのは、実は〝自分自身との闘い〟だったんじゃないかと、やっとそう思えるようになりました。

今、この本を世に出そうと、自分のこれまで語ってこなかった体験や思いを綴《つづ》っています。自分のがん体験を語ることで、人の役に立てたらいいなと思い、動き始めました。この7年間を振り返って、今の気持ちを整理して、人にどんな言葉でどう伝えようかと考える……。これが、私の今の日常です。

こんな日常が訪れるとは、がん告知を受ける前、そして、がん告知を受け、抗がん剤治療をしていたときは、想像すらできませんでした。これまで語らなかったのに、なぜ、いま語る気持ちになったのか、その転機はなんだったのか、それを少しお話ししたいと思います。

2014年の年明けくらいから、小児がんの子どもたちが入院している小児病棟で、高校生の英語学習のお手伝いをするという、学習ボランティアを始めました。小中学生には義務教育なので院内学級がありますが、高校は義務教育ではないので、ボランティアが対応します。

自分の治療は一段落したので、ちょっとした恩返しのつもりでした。それとフィールドワーク、つまりボランティアをしながら「何かの発見」があればという、研究者としての下心も若干ありました。

最初は男の子。よくいろいろなことをお話ししてくれました。英語の勉強もしましたが、おしゃべりの方が多かったように思います。

その次は女の子。静かな子でしたが、淡々と練習問題を解くのが好きで、時々見せる笑顔がチャーミングでした。

そしてまた男の子。遊びながら勉強したいということで、英語のゲームがメイン。一緒に楽しく遊びました。時に大人げなく真剣勝負（笑）。

そして、同時にほかの男の子。彼は教科書の精読。分からない単語や表現を熱心に確認。彼はどことなくジェントルマンで、若いのに細かな気遣いができたり、将来を見据えて努力する姿がスバラシイ。

このように、それぞれの子が興味のあること、必要なことに合わせて、一緒に勉強したりお話ししたりする、そんなボランティアをしています。

ところが、こうして1年、1年半と続けてきたのに、何も「発見」がないのです。というか、何も「特別感」を抱かない……。なぜだろう？　とふと立ち止まって考えてみました。

思えば、純粋に役に立ちたいという動機でボランティアを始めたつもりでしたが、どこかに、小児がんの子どもたちは気の毒だから何か支援をしたい、と特別視する気持ちがあったのではないかと思います。でも、しばらくボランティアを続けて気がついたのは、あの子たちを「小児がん患者」として見なくなっていた自分でした。

ただ、○○くん、○○ちゃんという、英語を勉強したいと思っている、一人一人違うキャラクターの高校生たちが目の前にいるだけ。学びたい子がいて、その機会を得られないのであれば、何とかしようと思うでしょ、という教師として当たり前の感覚で接していたから、何かインパクトのある発見があるわけじゃなかったんだ、ということが分かったのです。

人を「がん患者」というカテゴリーで見ないこと。がん患者に限らず、その人を女性・男性とか、医師・患者とか、日本人・外国人とか……何かの属性の枠組みに入れて見るのではなく、その人自身を見ることが大事。そうか。私自身、がん患者と見られることが嫌だったのは、そういうことだったんだ。そんなシンプルなことに今更ながら気がついたのでした。

それと、もう一つ。私自身も状況は違えど、がん患者。がん告知から7年が経ち、がん患者であるということがいつのまにか日常になっていた、ということ。何も発見がないという

「発見」をしたと気がついたとき、雲が晴れたような、すがすがしい気分でした。

それに気づかせてくれたみんな、どうもありがとう。みんなは私の生徒であると同時に先生です。一緒に過ごしたのは一生のうち、ほんのわずかな時間かもしれないけれど、私の人生に、みんなは大きな力を授けてくれました。すごいな、みんな。そして、頑張り屋さん。

I'm proud of you all❤

そして、がんになってからの私の日常を大きく変えた、伊勢みずほさん。

出会いのきっかけは、２０１５年1月19日の午前中、書類にサインをもらうため、上司の丸田秋男先生を訪ねたときのことでした。

丸田先生「いや〜！　五十嵐先生、いいところに！」

五十嵐「ん？　なんでしょう？」

丸田先生「今年の新潟水俣病フォーラムのコーディネーター、五十嵐先生にやってもらえないかな？　っていうのはね、実は、毎年お願いしている伊勢さんが今年はできなくなってしまって」

五十嵐「そうなんですか。残念ですね。私でよければ喜んで」

丸田先生「あー、よかった。ありがとう。それで、もう一つ相談なんだけど、伊勢さん、実は乳がんになってしまったそうで」
五十嵐「え！　そうなんですか……」
丸田先生「乳がんになっても前向きに頑張ってる素敵な女性がいる、と言ったら」
五十嵐「素敵な女性……誰ですか？　それ（苦笑）」
丸田先生「伊勢さんから、〝素敵な女性〟にぜひお会いしたい、とメールが来て……」
丸田先生は、私、五十嵐の上司でありながら、実は同じような時期にがんが見つかって手術・入院したという「がん友」でもあります。丸田先生が言う「乳がんになっても前向きに頑張ってる素敵な女性」とは、私のことなんだそうです。
「素敵な女性」にうれし恥ずかし……というより、美しい伊勢さんとのコントラストで、単純に恥、という感じだったのですが、恥ずかしげもなく、「こんにちは。去年の新潟水俣病フォーラムでお会いした、〝素敵な女性〟です（笑）」などと、その日のうちにメールをしました。
いま思い返すと、とても不思議なのです。以前の私だったら、「なんで勝手に人に言っちゃうかなぁ～（怒）」と憤慨していたと思います。これまで、自分が乳がんを患ったということは、必要最小限でしか人に知らせず、ましてや、私ががんになったことを、自分以外の誰かが、他の人に伝えてしまうということは、ありえないことだったのです。
　そんな感じでしたから、自身のがん体験を自ら誰かに語るということはほとんどありませんでした。できれば、誰も知らないままでいてほしい、たとえ知ったとしても、忘れてください、ほっといて、と。そんな私が、乳がんになった伊勢さんと、病気のことについて話をしようとは……。

　しかし、自分でも意外なのですが、何の抵抗もなく、むしろ、そうしたい、と自然に思ったのです。力になりたいとか、反対に力になってほしいとか、人気者の伊勢さんとお近づきになりたいとか、サインがほしいとか（笑）、そういうことではなく。
　がん告知や抗がん剤治療、手術などの大きな治療から何年も経って、意固地な心がほどけ始めたころ、そして、病院での学習ボランティアで、がん患者であることも自分にとっての日常だと気づいたこと、そういったタイミングが偶然重なり、何となく、これは自分の人生に必要なご縁、と動物的な勘が働いたのかもしれません。

　それから間もなくして、伊勢さんをわが家に招待しました。
ピンポーン「こんにちは～！　伊勢と申します」

玄関のドアを開けると、ベレー帽をかぶって、ゆったりとしたニットのお洋服を着た、かわいらしく、それこそ「素敵な女性」が立っていました。

お会いする日程を調整する中で、予定が合わなかったり、体調が悪くなって延期になったりして、ようやく実現したこの日。うわぁ～、どうしよう、話したいことたくさん！　何から話そう？　このこととか、あのこととか……。（そこに登場する愛猫、ぴく）「あ！　ぴくたん！　みずほお姉さんにご挨拶！　こんにゃちは～♥」……そんな感じで、何ともドタバタな、とりとめのない会話の展開。

でも、こんな場を、私、ずっと求めていたんだ。心からそう思えました。

同じ36歳という年齢でがん告知を受けた、少しだけ「先輩」として伊勢さんの相談に乗れるかな、と思っていたのですが、相談する、相談に乗るという非対称的な関係はそこにはありませんでした。

語り合う相手がいること、語り合う場があることそのものに癒やされて、勇気が出る――。こんな体験は初めてでした。

さて、２０１５年9月21日・22日に、日本対がん協会が主催する、リレー・フォー・ライフ・ジャパンが新潟で初開催されることになりました。

リレー・フォー・ライフとは、アメリカ発祥のイベントで、主役はがんサバイバー（がん患者・経験者）。24時間夜通し歩く、命のリレーです。がん告知を乗り越え、生きていることを祝う。旅立った愛する人たちをしのんで祈りを捧《ささ》げる。そして、社会からがんがなくなることを目指し、治療の研究を支援するための寄付を募る、そんなチャリティーイベントです。

このイベントの実行委員長を伊勢さんが務めることになったと聞き、最初は、「じゃ、ちょっと顔を出すね」という程度だったのですが、ボランティアを募集していると知り、ボランティアとして参加したいと申し出ました。すると、すぐに林三枝さんという女性からメールが届きました。ボランティアじゃなくて、実行委員になってください。そして、サバイバーズトークしてください、と。

私はこれまで7年間、がんになったことを語ってきませんでした。

この本を出版することで、語っていく決心はついていましたが、突然訪れた、公の場でのがん体験告白。これまで、患者会に出たことがないばかりか、待合室でほかの患者さんと話したりすることもなかったし、入院の際は、ほかの患者さんと話さなくて済むように、個室を希望したりしていました。

乳がんという同じ病名はついても、治療も全く同じではないし、年齢も違うし、生活の背景も違うし、何しろ思いが違う。それを語り合って何になるのか……と思っていました。

そして、このイベントで語るということは、今まで病気のことを知らせていなかった同僚や学生たち、友人、知人にも知らせるということ。周りのまなざしが変わってしまうのは正直怖い。

でも、林さんという「Ｎｏ」と言わせないパワフルな女性の勢いに背中を押され、もう、迷いはありませんでした。伊勢さんとの出会いで、語る相手、語る場があること、そのものが大切だということを知りました。そして、自分自身が伊勢さんと出会い語り合う中で変わっていくことを感じていました。

サバイバーズトークで自分の経験を語ることで、もっと変わることができる、もっと自由になれるかもしれない、そんな直感があったのです。

とはいえ、イベント当日まで、正直このイベントに入り込めるだろうか、という不安もありました。自分自身も当事者でありながら、盛り上がる参加者たちの群衆のなか、一人、どう振る舞えばよいか分からず、戸惑ってしまうんじゃないか……と。

でも、そんな冷めた私はイベントが開始してすぐ、どこかにいなくなりました。リレーウオークのスタートは、がん患者・経験者だけが歩く、サバイバーズラップ。先頭の列で、手形とメッセージで埋め尽くされたサバイバーズフラッグを手に歩き始めると、両脇にたくさんの方の温かい笑顔と拍手。歩き始めてすぐに目に入ってきたのは、同僚の先生方と学生たち。それを見たら、図らずも涙が出てきてしまいました。

がん告知から7年。まだ治療中だけれども、自分自身ががん患者だったのはもう過去のこと、半分葬り去った過去……と思っていました。でも、拍手で迎えられたとき、あぁ、私はようやくここに出てくる勇気が持てたんだという実感、その勇気を讃《たた》えていただいた喜び、同じように勇気をもってサバイバーとして参加した仲間とその喜びを分かち合うことができる幸せで、胸がいっぱいになってしまったのです。

そして、さらに歩いていくと、沿道で佐藤先生をはじめ、お世話になった病院の先生方と看護師さんたちが手を振っていました。毎日あれだけたくさんの患者さんを診ていらっしゃって、一人一人の患者なんて覚えているわけがない。私なんてその他大勢の中の一人。そんなふうに思っていたのですが、先生方、看護師さんたちの笑顔を見た瞬間、そうではなかったことが分かりました。

そう、私が気づいていなかっただけで、共に病に立ち向い、寄り添ってくださっていた。そして、つらい治療を乗り越えたことを自分のことのように喜び、祝福してくださっていたのでした。

イベント2日目の早朝、ウオーク中の佐藤先生に声をかけ、一緒に記念撮影をしていただきました。ただの記念写真かもしれませんが、私にとって、かけがえのない大切な1枚になりました。佐藤先生の笑顔――。ずっと閉じ込めていた思いをようやく開くことができた私を、優しく祝福する笑顔でした。

サバイバーズトークでは、どんな治療を受けたのか、どんな病状だったのかということより、治療中に抱えていた葛藤についてお話ししました。つらい治療に歯を食いしばって耐え、家族への感謝に溢れるけなげな患者のトーク……ではありませんでした。

前述したように、自己決定権を守るために、自作の同意書を書いて弁護士事務所を訪れたという、少々エキセントリックな話。告知され、治療を受ける中での母との関係でもつれてしまった糸。そんなことが中心でした。

それでも、多くの方が大きくうなずきながら、私の話に耳を傾けてくださいました。当日、母もその場にいました。公開謝罪をしたようなものでした。これですべてが解決したわけではないけれど、イベントの力を借りて、少し前に進むことができたような気がします。

人類で初めて月面着陸を果たしたニール・アームストロングが言った、〝That's one small step for a man, one giant leap for mankind.〟（これは一人の男にとっては小さな一歩だが、人類にとっては偉大な飛躍である）という一言をふと思い出しました。リレー・フォー・ライフで小さな一歩を踏み出すことができた私。アームストロングとは比べ物にならないほど小さな一歩です。

でも、この小さな一歩は、私の人生で、大きな飛躍になるに違いない。そして、それを語り続けることが、ほかの誰かの一歩にもつながるといいな——。

今はそう思える自分がいます。

―伊勢みずほ「日記」から―

11月11日(火)

丸田先生がこんなメールをくださった。

「私の苦手な言葉にお大事にという言葉があります。
お大事にと言われても、元気が出ないのです。仕事の
相談をされたり、先々の予定を相談されると、嬉しくて
大きなはげみと勇気になりました。
伊勢さん、3月には水俣病フォーラムのコーディネーターを
お願いします。」

丸田先生もがん経験されてる。仕事で必要とされることが
まちがいなく私の力になってる。丸田先生…ありがとうございます。

そう、赤十字社新潟支部の方からも1年後の講演会の
依頼をいただき、ものすごいエネルギーになった。

対談

「がん」を語り合おう

伊勢みずほ×五十嵐紀子

文／五十嵐紀子

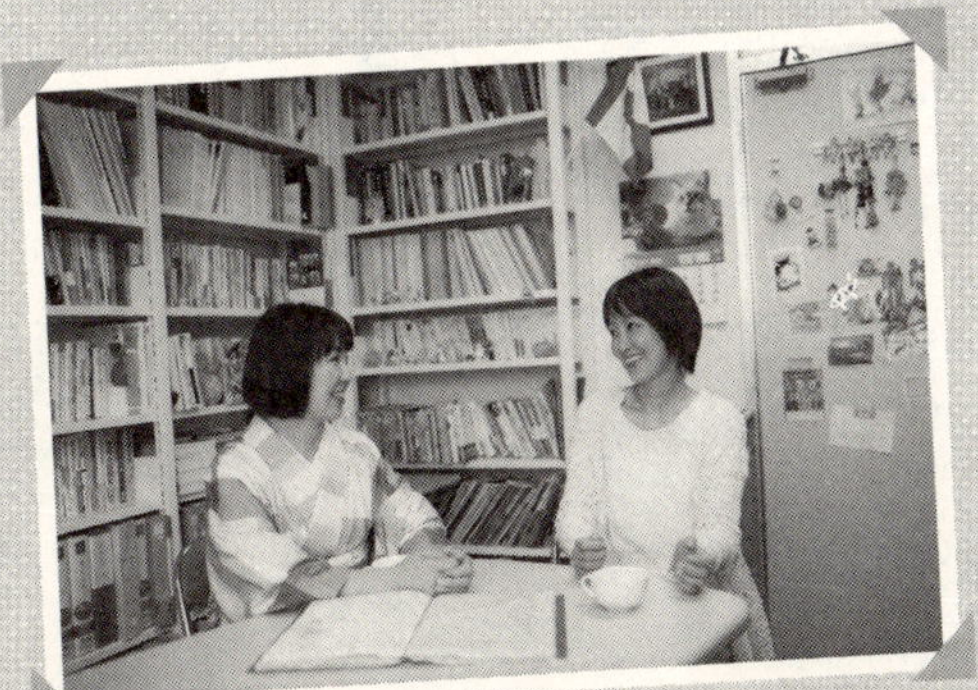

対談❶

検診に行こう！

五十嵐「みずほさん、告知される前から乳がん検診受けてたんでしたっけ？」

伊　勢「はい。でも、フリーになってからちょっとサボっちゃって、3年くらい受けてなかったんですよ」

五十嵐「でも、まだ30代ですよね。私もみずほさんと同じ36歳で乳がんが見つかったけど、市の乳がん検診は40歳からだから、それまでは別にいいのかな、って。一度もマンモグラフィー受けたことなかったです。というより、マンモグラフィーは、40歳前だとイベントに来る検診車で受けるのかな、とか思ってました。いざ、しこりに気がついても、イベントやってないときはどうすればいいの？　って（笑）」

伊　勢「まず、ネットで検索したのはイベント情報だったりとか？（笑）」

五十嵐「あははは。でもね、本気で対象年齢以下の場合は、イベントの検診車じゃないとダメだと思って、焦りました。自己検診で発見しても、どうすればいいか分からないじゃん！　って」

伊　勢「そういう情報って、確かにほとんどないですよね。マンモグラフィーがあるような大きな病院は、ほかからの紹介状がないとダメだし」

五十嵐「そうなんですよね。40歳以下でも私たちみたいに乳がんにならないとも限らないわけだし、若いときにしこりに気がついたら、まずどこに行ったらいいか、っていう情報は本当にあった方がいい」

伊　勢「それにしても、乳がんになるまでは、マンモグラフィーの検診を受けたことはあっても、乳がんにいろんな種類があるとか、検査もいろいろあるとか、知らなかったなぁ」

皆さんのご家族やお知り合いで、乳がんになった方のお顔、何人思い浮かびますか？　私（五十嵐）は、少なくとも10人は思い浮かびます。２０１５年現在、日本における乳がん罹患率は〝12人に１人〟と言われているように、乳がんは、まれな病ではなく、本当に身近な病気なのです。

２０１５年10月18日に、新潟はっぴー乳ライフ（乳がん検診の啓発活動などを行うグループ）が主催するイベント、ピンクリボンホリデー２０１５が新潟市で開催されました。伊勢さんがトークショーをするということもあって、話を聞きに行ったのですが、トークショーの前に、医師や放射線技師の先生方が、乳がん検診や乳腺について、詳しくお話しくださいました。

市町村が実施する乳がんの集団検診で40歳以下が対象外なのは全体の死亡率を下げることが目的の検診だから、とか、乳腺の密度によってどんな画像診断が適するかは異なるけれども、密度を知るには、まず、マンモグラフィーを受ける必要があることなどなど。そして、どの検査も万能ではないということも。**限界があるからこそ、私たちは常に自分自身の身体に関心を持っていなければならないんだ、**ということがよく分かりました。

がんになる前の私たちは、自分の身体にいかに無関心だったか……。根拠もなく自分は健康そのものだと思っていたり、念のためという気持ちはあっても、忙しいからと言い訳して検診に行くという行動に移せなかったり、検診は恥ずかしいし、痛そうだし、なんだかイヤだな……とか。

自分のことを棚に上げて、「検診に行きましょう！」などと言うのは、少しはばかられるけれども、がん告知と治療で心身への大きなダメージを負った経験があるからこそ、声高に言いたいし、言う責任があると思うのです。恥ずかしいとか、痛いとか、忙しいとか言っている場合じゃないと。おっぱいが押しつぶされて痛いのは、せいぜい10秒程度。治療で痛く、苦しい思いをするのは、その何百万倍。

ちなみに、マンモグラフィーを受けると

乳がん検診チャート

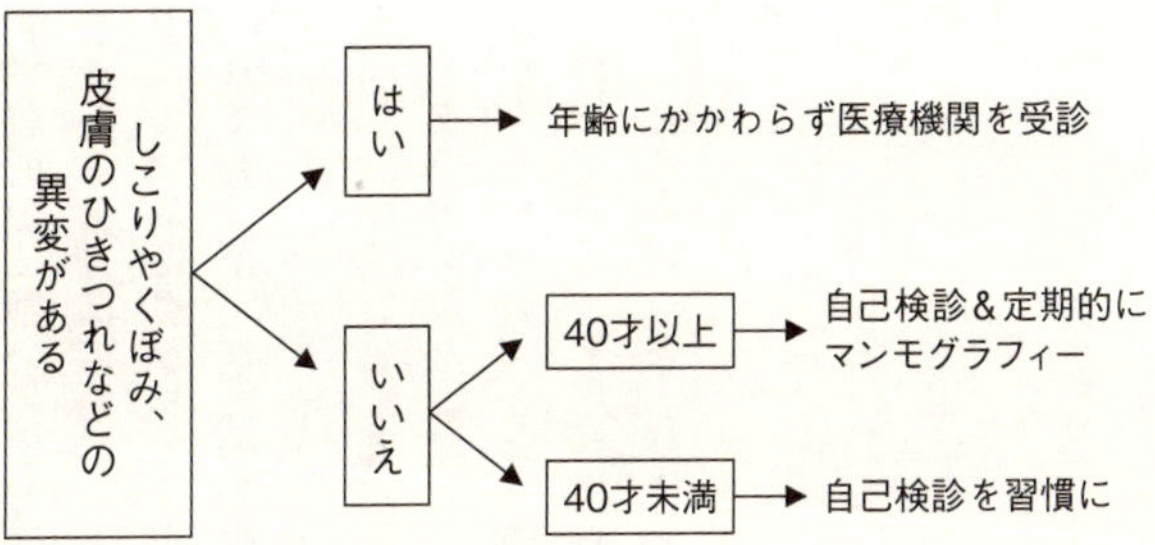

き、緊張して力が入っていると痛みが増すのだそうです。放射線技師の先生方は、患者さんがリラックスできるように、声をかけ、話をしながらおっぱいをぺしゃんこにしていくとのことでした。そういえば、がんセンターのマンモグラフィーを撮る部屋には、いつもリラクゼーションミュージックが流れています。技師の先生方の細かな気遣い、そんな根拠があったのですね。

私は乳がん告知を受けてからもう7年経ちますが、今回お話を聞いて、乳がんや検診について基本的なことから、少し専門的な最新のことまで、あらたに理解できたことがたくさんありました。しこりに気づき、乳がんかもしれない、という疑いを持ったときというのは、いろいろな思いが渦を巻き、冷静でいようと思っても、なかなか難しいものです。だからこそ、何でもないときに知るということは大事だと、今、あらためて思うのです。

対談❷

「死」を意識することについて

五十嵐　「がんを宣告されたときショックだったのは、やっぱり、〝死〟を突然意識せざるを得ない状況になっちゃったから？」

伊　勢　「そうですね。今まで〝死〟を意識することがないわけではなかったけど、自分の死について考えることはそんなになかったから」

五十嵐　「遺言とか考えたりしました？」

伊　勢　「しました～！　例えば、貯金は全て猫にとか」

五十嵐　「私も！　猫たちのお世話を、貯金を全て使っていいからお願いしますって。それから、自分のお葬式は地味に、と言いながらも、お花はこんなのを飾ってほしい、と注文つけたりとか……。ほかには？」

伊　勢　「見られちゃ困るものを捨てなくちゃとか（笑）」
五十嵐　「身辺整理ね（笑）」
伊　勢　「あと、誰に会っておきたいか……とかも考えちゃった」

綾小路きみまろさんの漫談で語られる「心配することはありません。人間の死亡率100％！」。私の座右の銘の一つです。

がんになって「死」を意識するようになりました。直ちに命に関わる状態ではなかったにもかかわらず、今や、がんは不治の病ではなくなったにもかかわらず、がんと宣告されて「死」を連想してしまいました。がんを患って、この世は不平等だと思いました。どうして、何も心配しなくてよい人がいるのに、私はこの年で「死」を意識しなければならないのか、と。

がん宣告＝「死」へのカウントダウン、という恐ろしいイメージがある。そして、「がん」という響きが良くない。「癌」を「ガン」と書いても、「がん」と書いても発音すれば同じ。あぁ、私は死ぬのかな……。

でも、「死」へのカウントダウンをしていない人なんていません。いつ命の終わりが来るのか、どんなふうに終わるのか、それは人それぞれ違うけれども、ゾンビでない限り、誰でもいつかは死ぬ。そう、人間であれば、100%死ぬのです。命には誰にでも限りがあるということを知れば、死を意識しつつも、その日が来るまでどう生きようか考え、それまでの時間が愛おしくなる。

そう考えると、不思議と心が強くなりました。「どうしよう、死んだら」とか「もうイヤだ、死んでしまいたい」とか思い悩んだって、**人は100%死ぬんだから、考えるだけ損、**と自分に言い聞かせたら肩の力が抜けて、しなやかに生きていけそうな勇気も湧いてきました。

とはいえ、人はいつ人生を終えることになるのか、それは誰にも分かりません。「誰に会っておきたいか」を考えるのは、とても大事。そして、実際にその人に会いに行くことも。私は学生時代の親友を昨年亡くしました。まだ40代前半。毎年の年賀状で、「今年こそ会おうね！」とお互い書いていました。「また今度ね」と。でも、それは実現しなかった。

会いたい人がいて、会いたいと思ったら、「いつか」とか「今度」じゃなくて、すぐに会いに行かなくちゃダメです。「いつか」なんて来ないかもしれないから。

対談❸

家族や友人ががんになったらかける言葉

五十嵐　「みずほさんは、がんになって友達とかに言ってもらったこと、どんなことがうれしかったですか?」

伊　勢　「数えきれないほどあるけど、やっぱり一番うれしかったのは、がん検診行ってきました、とか、行きますという報告かな」

五十嵐　「私も、マンモグラフィ受けてきたよ、という友人や妹の言葉というか、行動、それが素直にうれしかったです」

伊　勢　「他人事《ひとごと》じゃなくて、自分のこととして考えてるってことを、行動で示してくれたからですよね」

五十嵐　「そうですね。必ずしも、一言で心に響く、かっこいい慰めの言葉なんて思いつかなくったっていいと思うんですよ。がんを経験したけれど、私だって、がんになった人にかけるベストな言葉なんて持っていませんし」

伊　勢「そうですよね。それから、この人は何をしてもらったらうれしいだろうか、と考えてくれた具体的な行動が本当にうれしかったです」

五十嵐「例えば、どんなことがありましたか？」

伊　勢「私が抗がん剤治療中、お世話になっている岡田さんっていう方がいらっしゃるんですけど、〝吐いてもいいから食べなさい〟といつもヘルシーな手作りご飯を届けてくださったんです。本当にありがたかった」

五十嵐「わー、それはうれしいですね。そして、〝吐いてもいいから〟っていうのは、ちょっと厳しい言葉かもしれないけど、時にはそんな言葉も必要ですよね」

身近な人ががんになったことを知ったとき、どんな言葉をかけたらよいのか、どう接したらよいのか、と戸惑った経験がある方は多いのではないでしょうか。そして、どんな言葉がいいのかと、ネットや本をあさって、どうやったら共感していることを伝えられるか探ってみたり……。

　でも、思うのです。その人のことを本当に思うのなら、気持ちを百パーセント理解できて、共感できるはず、という前提は捨てた方がいい。そして、誰にでも通用する魔法のような言葉があるなんて思わない方がいい。人の気持ちや考えというのは、その人自身がいろいろなものを見たり、聞いたり、読んだり、ある場所を訪れたり、ある人と出会ったり……そういう経験の中で生まれるもの、そして変化するものです。そのユニークな経験の積み重ねで生まれた気持ちは、ほかの誰かによって、コピーされ、再現されるものではありません。

　ドラマなどで「私の気持ちなんてあなたには分からないわ！」という台詞《せりふ》をよく聞きます。相手が困ると分かっていて言う台詞。でも、よくよく考えてみると、こ

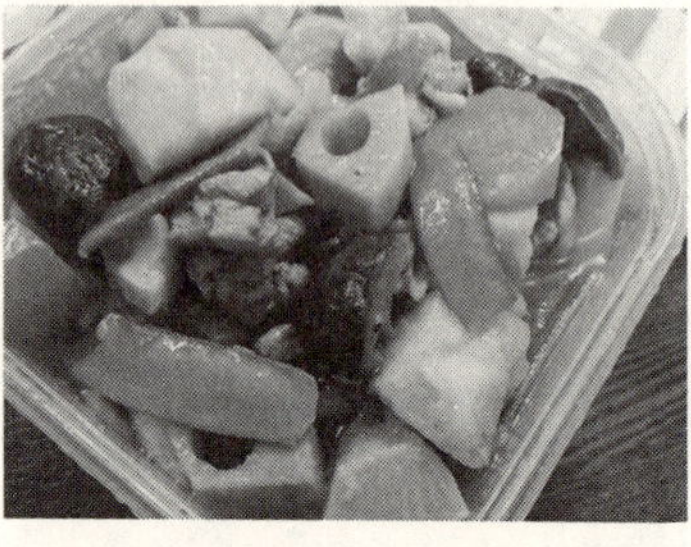

抗がん剤の翌日においしいご飯を欠かさず届けてくださった岡田朋子さん。有機野菜で彩り鮮やかに！　塩分も極力抑えた調理法！　「吐いてもいいから食べなさい！」という岡田さんの叱咤激励が心の薬となりました【伊勢】

の台詞は真実をついていると思うのです。相手と全く同じ気持ちになって「共感する」というのは、最初から不可能なのです。似たようなものであっても、全く同じものにはなり得ないのです。むしろ、共感する、分かり合えるということが完全には無理だから、私たちはなんとかして相手とつらい気持ちを分かち合おうと努力するのではないでしょうか。

相手と同じ気持ちになって、声をかけるというのはできない。じゃあ、どうすればいいの？　と思われるかもしれません。でも、難しいことじゃないんです。一緒に時間を過ごす、一緒に景色を眺める、手をつないで歩く、遠くから元気になりますようにと祈る……そういったシンプルな**「共にいる」ということが、何より力になる**と思うのです。

具体的に相手の助けになりそうなことを申し出る、さりげなくやっておく、という寄り添い方。これも、本当にありがたい。あなたのその思いに、相手が気がつくのは今かもしれないし、もっと後かもしれない。でもそれが、いつか、その人が豊かに生きる糧、勇気になるときが必ずや訪れるはずです。

対談❹

がん患者のための美容室

五十嵐「がん告知を受けた直後に〝髪切りなさい〟という佐野先生の間髪をいれないその一言、衝撃的だったな〜」

伊　勢「やっぱり、髪が抜けることって、がん治療を受ける上で一番気になりますよね」

五十嵐「みずほさん、カツラはどこで買いましたか？」

伊　勢「医療用ウィッグを扱っている美容院を、いつも行っている美容院から紹介してもらって、そこで」

五十嵐「高かった？」

伊　勢「14万円くらいだったかな」

五十嵐　「がんになると、治療以外にもお金かかりますよね。私は直接お店に買いに行く勇気がなかったので、ネット通販で買ったんだけど、15万円の品がナント４万円……という元の値段があるのかないのか分からないようなものを半信半疑で」

伊　勢　「お買い得ですね～。（写真を見ながら）でもすっごく自然」

五十嵐　「うん。お得なわりに、なかなか良かった（笑）。でもね、こっちの写真見て。長さ合ってないし、なんか脇のあたり、浮いてるでしょ？　分かる人にはバレてたんだろうなぁ～。後から、知り合いの美容師さんにカットしてもらって、ちょっとは自然になったんだけど」

伊　勢　「そうそう。ヅラのカットも含めて、脱毛前後は、がん治療のことを分かっている美容師さんがいるのはありがたいですよね」

五十嵐　「ちょっと、ちょっと。〝ヅラ〟って言わない！　一応〝対談〟なんだから（笑）。それから、ガラス張りで外からも見える美容院って多いでしょ？　でも、がんとかそういう事情がある人にとっては、ほかから見えないプライベートな空間がほしいもの。特に、〝自毛デビュー〟のときとか」

伊　勢　「自毛デビュー!?」

五十嵐　「あ、これは専門用語だった（笑）。髪が抜けるのも困ったことだけれど、髪の毛が生えてきて、カツラから自毛がはみ出してくるのを切り揃えてもらったり、カツラを取って、自然な自毛デビューをするためにも、カットしてもらうのは必要なのね」

がんによる闘病を象徴するのが、抗がん剤による脱毛です。ドラマやドキュメンタリー、小説などで、ある意味、「なじみ」のある副作用です。でも、自分ががんになって、抗がん剤の治療を受けるとは夢にも思わなかった私たちにとって、髪が抜けることでどんなことが自分たちに降りかかってくるのか、想像もしなかったことを多く体験しました。

それまでは、髪が抜けたらカツラをかぶる。その程度だったように思います。抗がん剤の種類によって、脱毛の程度は異なりますが、乳がん治療の場合は、ほとんど抜けてしまうことが多いようです。髪の毛がどんなふうに抜けるのかも、メディアを通して知っていたのとは違い、ズサーッと凄《すさ》まじい勢いで、一気にほとんど抜けてしまうのは、あまりにも無情でした。

脱毛は、自分ががん患者であるということを嫌でも思い知る、とてもつらく、ショッキングな体験です。そんなときに、髪の毛の専門家、美容師さんの存在がありがたい。でも、誰でもいいわけではありません。

がんやがん患者に対するちょっとした知識や理解があって、抗がん剤の副作用で美容院独特のにおいがダメだとか、脱毛したあとに生えてくる髪の毛の特徴とかを分かってくれている。自毛デビューに備えたカットを考えてくれて、さらに欲張ると、ウィッグのカットをしてくれる美容師さん……。そんな美容師さんが、奇跡的にいたんです。

私が以前通っていた美容院でずっと担当してくださっていた小林孝子さん。彼女は既に退職されていたのですが、何とか人づてに探し出しました。末期がんのお父様を看病された経験もあり、独立して、病気や障害がある方でも気兼ねなく通える美容室をつくられたのですが、スタッフはおかず、お客さんも1人だけ。ほかのお客さんに気兼ねすることのない空間でのひととき。まるで、1997年のNHK朝の連ドラ「あぐり」のような美容室。こんな美容室がもっと増えるといいな。

対談❺

食べ物の命

伊　勢「紀子さんはベジタリアンだけど、乳がんがきっかけで？」

五十嵐「そういうわけではないんだけど、お肉は一切食べません。お魚や乳製品、卵は食べます」

伊　勢「ずっと前からなんですか？」

五十嵐「いや、20代のころは肉食でした。大食いの先輩教師と一緒に、焼き肉屋さんに行って、牛タンを2人で15人前とか食べてた……」

伊　勢「15人前!?」

五十嵐「あはは。だって、一人前ってほんの４枚程度でしょ？　1回に３人前注文して、それを5回とか繰り返すの」

伊　勢　「それでも、すごい……」

五十嵐　「厚切りの牛タンが大好きで。焼き肉なのに野菜を焼く意味、分かんないとか言って、肉&ビールばっかり。今更なんだけど、乳がんになったのは、そういう20代の食生活が原因だったのかな、とかやっぱり思いました。それだけじゃないんだろうけど」

伊　勢　「何かきっかけがあって、ベジタリアンになったんですか？」

五十嵐　「うーん。動物が好きすぎて、想像力が働きすぎちゃったというか。もう食べなくてもいいかな、と思ったら、きっぱりやめられた。というより、食べたくなくなっちゃったの」

伊　勢　「私は、乳がんになってから、食べるものが気になってしまって。病院の先生は何食べてもいいっておっしゃるんだけど、本とかインターネットの情報をたくさん見てしまうと、心配になっちゃって、自分で食べ物の制限をしてしまっているんです」

五十嵐　「例えば？」

伊　勢　「乳製品、四足の肉類、インスタント食品とか」

日本で乳がんに罹患する人が増えているのは、食の欧米化が影響しているのでは、といわれています。それから、飲酒の習慣も……。私は大酒飲みというわけではありませんが、牛タンにビールが良くなかったのかな、バチが当たったのかな……などと、ついつい考えてしまいます。伊勢さんも、自分で納得しているわけでもないのに、これはがん予防によい、これはよくないみたい、と特に根拠のあるものでなくても、人に聞くさまざまな情報に惑わされて、自分自身に制限をしてしまっていることに迷いを感じていると言います。

でも、伊勢さんも私も、自分が口にする食べ物について、ただ美味しいというだけでなく、ちょっと立ち止まって考え、**納得したものを食べようという意識が芽生えた**ことは、がんになって得たものの一つかな、と思っています。その食べ物は、どこで誰がどんなふうに作って、どうやって自分のところまでやって来たのか、ということに関心が向く。ほかの人が何と言おうと、納得したものを選ぶ。おかしい、と思えば食べない。それは、お魚であっても野菜であっても、命あるものをいただく人間としての礼儀……みたいなものかな？　と思います。

２０１５年10月にがんで亡くなった、私の尊敬する※藏元祁子先生が、生前くださったメッセージをご紹介します。腎臓がんで亡くなった哲学者、池田晶子さんの言葉を引用して、こんなメッセージを残されました。

人間は、色んな生き物を殺して食することで生きていく。

だから、その捕食者がちゃんと生きなければ、犠牲になった被食者たちが浮かばれない。

牛も豚も、マグロも鯛も、ほうれん草もブロッコリーも浮かばれないよね。

自分たちを食べた人間がちゃんと生きてくれなければ。

地球の強者、捕食者たる人間よ、被食者たちの命についてもっともっと思いを馳《は》せよう。

そうしたらきっと本当の「人間」になっていくかも。

伊勢さんは、最近、料理をするのが楽しくなったそうです。自分で食べるもの、自分の身体になるものは、自分で作る。そんな行為が気持ちを安定させ

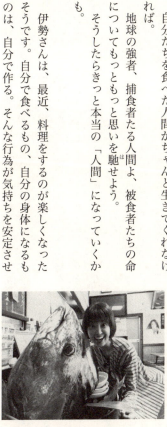

「水曜見ナイト」のどんぶり特集にて

てくれると言います。直売所で野菜を買ってきて、身体のことを気遣って料理をする。直接顔が見えなくても、直売所の野菜には、生産者のお名前が書かれていますよね。その方が丹誠込めて作った畑の恵みを、ポタージュなどにしてまるごといただくのだそうです。美味しいね、ありがとう、と感謝しながら。

テレビのグルメリポートで美味しそうにごちそうを頬張る伊勢さん。その天真爛《らん》漫《まん》な姿の向こうに、食べ物たちの命に対する、真摯《しんし》な思いが見える気がします。

※藏元礼子先生は、元青森公立大学教授。偉大なコミュニケーション研究者、大先輩、そして、大切な友人でした。また、私の乳がんが見つかった次の年に、礼子先生にもがんが見つかるという、「がん友」でもありました。がんが見つかってから数年後、再発転移したことで、お仕事を辞され、故郷の鹿児島で可愛《かわい》い猫ちゃん2匹とともに、穏やかな療養生活を送られていました。末期がんであることをご自身で知りながらも、人生の哲学は変わらず、誠実に、凛として生きていらっしゃいました。2015年10月に逝去され、礼子先生の身体はなくなってしまいましたが、かえって魂はいつも近くにいてくださるような気がしています。

対談❻

お金のはなし

伊　勢「紀子さん、がん保険って入ってました？」

五十嵐「女性特有の疾病に手厚い保障というのに加入してて、ホント、助かりました。いま考えると、女性に特有の病気になったのは偶然。胃がんや大腸がんになる可能性もあるわけだし、どの部位のがんでも手厚く保障してくれる保険に入っておくべきだったな、と思います。みずほさんは？」

伊　勢「私は三大疾病を保障する保険に入っていたんですけど、がんと診断されるともらえる一時金があるもので」

五十嵐「私も一時金もらえたけど、あれはありがたかったですね。がんの治療はお金がかかると聞いてはいたけれど、具体的にどれくらいかかるかということは、全然知らなかったので、高くてビックリ!!」

伊　勢　「がんと診断されただけでも十分負担なんだけど、お金のことを心配しなくても大丈夫というのは精神的に安定しますよね。私はフリーで仕事をしているので、仕事を休めば、収入もその分なくなるということなので」

五十嵐　「入院・手術だけじゃないんですよね。抗がん剤は驚くほど高いし、検査もあるし、放射線とかホルモンのお薬とかも。湯水のように治療費が出ていく……というのをよく聞くけど、まさにそうだな、と思いました」

伊　勢　「がんになったら、一時金がもらえるような医療保険ってもう入れないから、本当に、保険入っててよかったです。よくがんになってからでは遅いとか、既往症がある場合は加入できないとか聞いても、がんになるまでは、ピンとこなくて。でも、今はそれは本当に大事だと分かります」

五十嵐　「あら、なんかそういうCMありましたよね～（笑）」

伊　勢　「保険会社から、CMのオファーくるかな？（笑）」

五十嵐　「それから、最近知って驚いたことなんだけど、家を買うとき、夫と半分ずつローンを組もうとしたら、私は住宅ローン組めなかったんです」

伊　勢　「え？　どうしてですか？」
五十嵐　「住宅ローンを組むときには生命保険も自動的に入ることになるんだけど、そこで既往症があるとダメなの」
伊　勢　「ホントですか⁉」

病気やケガなどで、支払いができなくなるリスクに備え、大抵の金融機関では、住宅ローンを組む際、同時に団体信用生命保険に加入することが条件となります。がんなどの既往症があると審査を通るのは難しいため、住宅ローンは組めない可能性もあるのです。

私が住宅ローンを申し込みに行ったのは２０１４年の年明け。治療から約6年後でした。手術や入院から5年以上経っていれば大丈夫だったのですが、5年を過ぎていても薬を飲んでいる場合は、何の病気のために飲んでいるのかについて告知をする義務があり、いくらそれが補助療法であっても、がんの場合は再発の心配があるので、審査を通るのは難しいとのことでした。

住宅ローンというのは30代で35年間くらいでの返済というのを想定していて、しかも、若い世代は病気にはならないという前提があるのでは？　と思わざるを得ませんでした。若くしてがんなどの病気になってしまった場合は、家を買うことは諦めるか、現金で買うしかないのか？　つくづく、世の中というのは、マジョリティーに優しく、マイノリティーには手厳しいなぁ、と思いました。がんは2人に1人がなる国民病ともいえる病気。そうなると、もうマイノリティーではないのに、マイノリティーと感じさせる局面は、こんなところにもあったのか……と思い知らされたのでした。

がんになると、治療費は本当にばかになりません。抗がん剤は1回受けに行くと3万円、ハーセプチンも加わると7万円。副作用で白血球の値が下がり過ぎると、白血球を増やす注射が8千円×2日間。血液検査は毎回のこと、CTやMRI、骨シンチ……いちいち高い。何週間にもわたる毎日の放射線治療もあるし、女性ホルモンを抑制するリュープリンは一瞬ブスッとお腹に注射するだけで3万円。飲み薬もある……。とにかく、お金がかかるのです。

さらに、病院に通うには交通費もいるし、仕事を休まなければならない。有給休暇を使って乗り越えられる場合はいいけれど、中には仕事を辞めたり、伊勢さんのように一時仕事をお休みする人もいます。

最近は、がんなどの既往症があっても加入できるタイプの医療保険も出てきました。それでも、住宅ローンを組むときのように、既往症の告知事項は意外に厳しいもので、乳がんのように服薬や経過観察も含め、治療が長期にわたる場合は、加入できないこともあるのです。

私の場合、がん告知を受ける前に加入していた保険の満期を迎え、もう医療保険は未加入のまま治療を続けなければならないのか、再発した場合、どうしようと不安に思っていました。

ところが、満期を迎えても、一時金がもらえる特約はなくなったものの、同じ契約内容で更新することができたのです。こういった自動更新の保険は、保険期間が満了になったとき、保険料は上がりますが、そのときの健康状態は問われず継続できるそうです。

保険はムズカシイ。がんもムズカシイ。でも、保険のことも、がんの知識も、なんでもないときにこそ、知っておくことは本当に大切です。

対談❼

リンパ浮腫にご用心

伊　勢　「リンパ浮腫防止には、いろいろな注意事項がありますよね」

五十嵐　「あれ、すごいですよね。蚊に刺されないように、重い荷物は持たないように、傷をつくらないように……とか。まるでお姫様生活（笑）」

伊　勢　「私なんて、ほら、猫のひっかき傷」

五十嵐　「あ〜、そんな傷まで愛おしいですよね（笑）。それから、リンパ浮腫を予防するマッサージ。みずほさん、やってる？」

伊　勢　「えーっと……。やってない（苦笑）」

五十嵐　「私は、リンパ節切除しているから、気をつけなくちゃいけなかったんだけど、甘く見てたら、大変なことになっちゃって」

伊　勢　「大変って、どうなっちゃったんですか？」
五十嵐　「高熱が出て、手が腫れて、顔までお岩さんみたいになっちゃった」
伊　勢　「えー！　やだー、紀子さん！　もー、治ってよかった！」

手術をするまで、リンパ節がどんな働きをしているのか、考えたことはありませんでした。エステでリンパマッサージをすると身体が軽くなって気持ちいいし、むくみが取れる。その程度の知識しかありませんでした。
リンパ浮腫防止のためにしなければならないマッサージは、美容のために行うマッサージとは異なります。あるはずのリンパ節を切除していますから、老廃物や細菌、毒素などを流すためのリンパ液が、そこでせき止められてしまうのです。それでむくみますし、排出されなかった細菌や毒素がそこにとどまってしまえば、炎症がひどくなってしまう。美容やリラクゼーションのためのマッサージは、そのときには気持ち良くても、かえってむくんでしまうこともあるので、要注意です。まるで蜂に刺されてパンパンに腫れたような状態になってしまうことを、蜂窩織炎《ほうかしきえん》と呼ぶのですが、それを予防するためにする、特別な順序、方向性で行うリンパドレナージュというマッサージを毎日しなければならなかったのです。

でも、ゆっくりとやさしく皮膚を動かすように……という特に気持ちが良いわけではなく、20〜30分はかかる、単調なこのマッサージを継続するというのは、なかなか難しい。

私の場合、手術から2年ほど経ったころから、脇のリンパ節を切除した右の前腕と手の甲に浮腫が出てくるようになりました。むくみが気になるときだけ、思い出したようにマッサージしたり、弾性スリーブというサポーターのようなものをしていました。

2012年6月、手に小さなトゲが刺さったのか、前の晩に、ニンジンを丸ごと1本おろし金で一生懸命におろしたのがいけなかったのか、結局何が原因だったのか分からないのですが、突然40度近くの高熱が出て、手の甲が真っ赤に腫れあがりました。蜂窩織炎だとそのときには思わなかったので、がんセンターではなく、かかりつけの内科に行き、抗生剤の点滴を受けました。

ところが、その抗生剤が身体に合わなかったのか、家に帰ってしばらくすると、身体中がかゆく蕁麻疹《じんましん》が出て、喘息《ぜんそく》のような発作が起きて息苦しくなってしまいました。かかりつけ医の先生に電話するも、うまく話ができない。

ふと鏡を見ると、見たことのない顔が映っていました。まさに、マンガみたいなお岩さん。まぶたが腫れあがって真っ赤になっていました。顔全体、口の中まで腫れあがっていたので、電話口で話そうにも、うまく話せなかったのです。急患診療センターで処置を受けましたが熱は下がらず、結局、翌朝、がんセンターを受診し、即日入院。約1週間の入院となってしまいました。

リンパ節を切除した方は、十分、お気をつけくださいね！

でも……そんな、痛い目に遭ったのに、もう喉元過ぎちゃって……。いけない、いけない。今夜からマッサージ、再開します。

医療者の言葉

対談❽

五十嵐　「病院で先生とか、看護師さんとかにかけてもらって印象的だった言葉ってありますか?」

伊　勢　「何回も同じところに採血とか注射の針を刺すから、血管が硬くなっちゃって、なかなか針が入らなくて。大人なのについ、泣いちゃって、それが情けなくてさらに涙が溢れてしまって……。そんなとき、看護師さんが小さくつぶやいた一言、『血管を分けてあげたい』。感動して、また泣きました。これが名言グランプリです!」

五十嵐　「大泣きですね(笑)。それにしても、血管を分けてあげたいって、この表現、なかなか出てこないですよね。すごいなぁ」

伊　勢　「私と同じように、なかなか針が入らなくて痛い思いをしている患者さんを、たくさんみてきたからこそ言える一言ですよね。紀子さんはどうですか？　何か印象的だった言葉、ありますか？」

五十嵐　「やっぱり、佐野先生の、あんた、髪長いね。切りなさい、ですね。そのインパクトが強すぎて、ほかにも多分印象的な言葉はあったんだろうけど、全然覚えてない（笑）」

伊　勢　「誰が言ってもOKな〝名言〟じゃないですよね。佐野先生だからこそ」

五十嵐　「そう、誰が言うかっていうのは本当に大きいと思います。あ、一つ思い出しました。抗がん剤の注射が終わってから、お薬を受け取りに薬局に行ったとき、具体的にどんな言葉を交わしたかってことは忘れちゃったんですけど、少し年配の男性の薬剤師さんが、お薬の説明をしてくれたとき、なんだかとてもホッとしたのを覚えています」

伊　勢　「薬局というのは、院外の？」

五十嵐　「そう。出てすぐのところにある薬局。初めての抗がん剤をやった後って、心身共に消耗したというか、これからどうなるのか分からない不安で緊張していたんですけど、静かにお薬の説明をする、その薬剤師さんの低音の声と、メガネの奥の優しそうな目に安心したんです」

伊　勢　「きっと、紀子さんも、たくさんの患者さんをみてきただろう、その薬剤師さんの目に、何かを感じたんですね」

私が通院するがんセンターは、がんの専門病院なので、ほとんどががん患者。がん患者だからといって特別視されることはない、ある意味特別な空間です。そういう意味では、「ありのまま」でいられる、心地よい場所なのかもしれません。とはいえ、病との闘いというのは孤独なもので、入院しているとき、診察を待合室で待っているとき、一人でいると心細くなってくることも少なくありません。たくさんの患者さんがいますので、医師や看護師の皆さんは、いつもとても忙

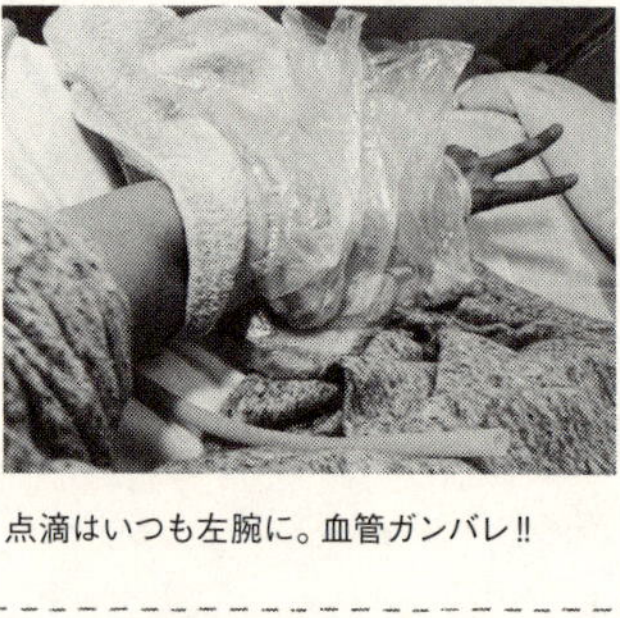

点滴はいつも左腕に。血管ガンバレ!!

しそう。ちょっと声をかけたくても、あるいは、かけてもらいたくても、躊躇《ちゅうちょ》してしまうことはしょっちゅうです。

でも、そんな忙しいお医者さん、看護師さんであっても、毎日毎日、病気と闘っている患者さんをみてきたその目、残念ながら闘いを終えた患者さんを見送ってきたその目だからこそ、その奥にある愛情の光が見えたとき、それがどれだけ患者の心を温かくし、安心させてくれるものか。伊勢さんの出会った、血管を分けてあげたいという看護師さん。献血はできても、献血管（？）なんてできないのは当然。でも、そんな小さな、短い言葉に凝縮された、患者さんの痛みを分かち合って、少しでも楽にしてあげたいという切なる思いに、伊勢さんは心打たれたのでしょう。

ある、がん患者さんからは、こんなエピソードをお聞きしました。退院するときに、主治医の先生から一言。「嫁に出すみたいでさみしいな」。そんな言葉がでてくるお医者さま、素敵ですね。

リレー・フォー・ライフに参加したとき、私が佐藤先生にかけていただいた言葉は「よかったね」。「よかったね」は誰でも簡単に言える言葉かもしれませんが、私にとって、佐藤先生にかけていただいたその言葉の重みは特別です。一生忘れることのない、心に残る大切な言葉になりました。

対談❾

にゃんこ先生に学ぶ

五十嵐　「猫の素晴らしさについて語りましょうか？」

伊　勢　「賛成！　あ〜、もう何時間も何日もかかりそう（笑）」

五十嵐　「にゃんこセラピー最高！」

伊　勢　「手触り完璧、温かさ、柔らかさ……200点満点！　猫はがん患者にとって完璧なセラピストだと思います」

五十嵐　「ちょっとしっとりしたプニプニの肉球もたまんない」

伊　勢　「ひどい倦怠感でソファーと一体化してると、重量級のメルシー6キロがお腹の上にどすん。シェーン3キロが胸のところに鎮座」

五十嵐　「合計9キロ!?」

伊　勢　「でも、全然イヤじゃないんです、その重さが。愛おしい重さっていうのかな？　そして、ふみふみマッサージbyシェーン」

五十嵐　「ふみふみ！　あ〜、それ反則。ホント、猫ってこの世の奇跡ですよね。絶妙な距離感も天才的」

伊　勢　「そうそう。私がどんなにつらそうにしても、お腹がすけばご飯ねだるし、おかまいなしに寝ている私の上に乗ってくるんだけど、トイレとかお風呂とか、エスコートしてくれるんですよ。出るまでドアの外で待ってたりとか」

五十嵐　「うわ〜！　たまんない！　それがどうかしましたか？　っていう顔しながら、よーく観察してるんですよね」

伊　勢　「あらぁ〜、ママのことが心配なの？　分かってくれるのね。うんうん、ありがとう。ありがとうねって。あー、何言いたいか分かります？（笑）」

五十嵐　「うん……もう、何ていうか……」

伊　勢　「キュン死（笑）」

この対談、というか、単なる猫バカ談議ですが、これをお読みになって、いかに私たちが猫を愛しているか、お分かりになったと思います。がんになって、いろいろな方に、いろんな形でお世話になりました。人の言葉、ちょっとした行動、そして存在そのものが本当にありがたい。これは確かです。

でも、猫には人間が勝負を挑むことすらできないエリアがあるということは、認めざるを得ません（猫好き限定で……）。それは、手触り。モフモフのお胸とお腹の毛に顔をうずめると（猫バカ用語で「モフる」と言います）痛みを忘れるのです。柔らかく、温かい身体をなでていると、気持ちが軽くなるのです。肉球の匂いをかぐと、落ち着くのです。キラキラしたお目目で見つめられると、病んだ細胞に再び生命力がみなぎるのです。バカみたいですか？　ええ、バカですとも。猫バカです、私たち。どうぞ笑ってやってください（笑）。

私たちは、犬もそのほかの動物もみんな大好きな

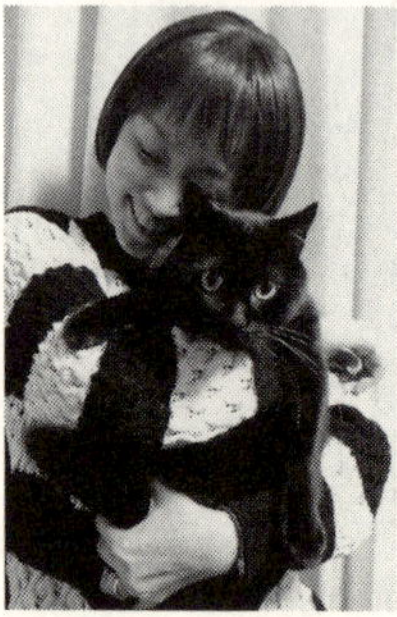

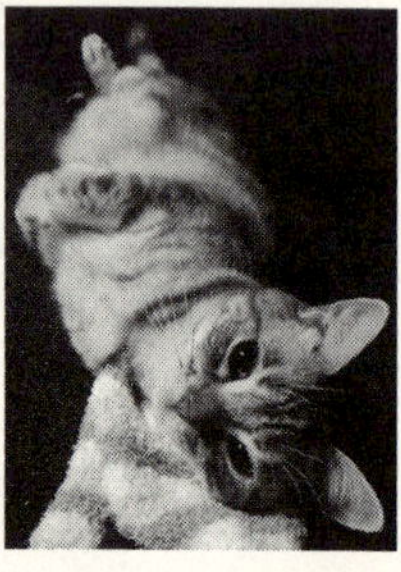

左がメルシー、右がシェーン

んですが、猫の媚《こ》びないマイペースなライフスタイルに魅了されています。

あるとき、伊勢さんが、抗がん剤の副作用がつらい時期、掃除や洗濯もままならず、どんどん散らかる部屋を見て落ち込んだ、という話をしていました。その話を聞いて、これだ！　と思い出して紹介したのが、スージー・ベッカーというアメリカの作家による作品、〝All I need to know I learned from my cat〟（邦題：大事なことはみーんな猫に教わった）という、私の大好きな絵本です。

脱いだストッキングがだらしなく落ちていたり、シャワーカーテンのレールにぶら下がっている。バスマットはボロボロ、ながーく引き出されたトイレットペーパーがバスタブの中まで入った、ぐっちゃぐちゃのバスルームの絵とともに「浴室の掃除は人にまかせる」。

部屋に入りたくて、しっぽをピーンと立てて、気高くおねだりしている白猫ちゃんの絵とともに「自立を失わず人に頼るべし」。猫に学ぶ哲学ですね。伊勢さんも私も、「任せる」とか「頼る」ということがちょっぴり苦手です。でも、がんになったことで、**頼る勇気も大事だな、**なんて思うようにもなりました。

それから、猫は「距離感の魔術師」です。あるいは、「距離感の天才」です（ま、どっちでもいいですね　笑）。人との距離感というのは難しいものです。親密な関係だと何センチくらいまで近づけるけど、初対面だったらこれくらい離れているのが安心……といった、いわゆる心理学でいう対人距離とは違う意味での距離感。特に、苦しんでいる人との距離感というのは、とても難しい。手助けしたい気持ちが強いばかりに、近寄り過ぎてしまったり、反対に腫れ物に触るような接し方をしてしまったりと、相手のことを大切に思っているのに、傷つけてしまうこともあります。どんなに頭を悩ませても、これも「距離感の天才たち」には勝てません。距離感の保ち方というマニュアルを持たない天才たち。

でも、パーフェクトな距離感でそこにいる。ただそこにいる、という寄り添い方は、人間には意外に難しい。ついつい、何かやっちゃうから。いつもと変わらずに、そこにいる作法、にゃんこ先生から学びたいものです。

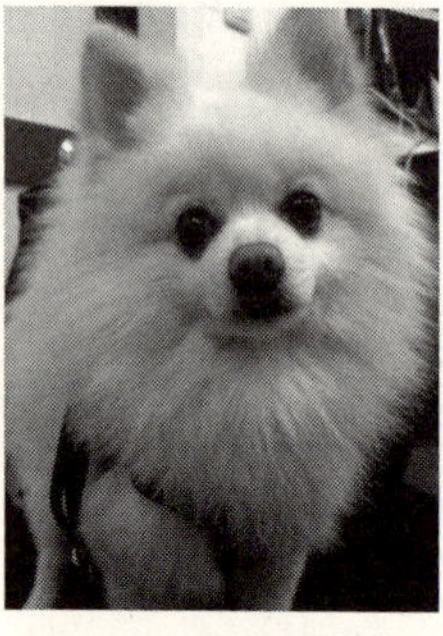

結婚して増えた家族、ふぅ。旦那のキックボクシングジム、不死鳥道場のアイドル犬です【伊勢】

対談⑩

リレー・フォー・ライフで見た女神

五十嵐　「エンプティーテーブルでの詩の朗読のとき、ウィッグをはずして登場したみずほさんの姿、神々しいとしか言いようがなくて、言葉を失いました。いつ、はずして出てこようと決めたんですか？」

伊　勢　「ステージに出る30秒前、本当に直前です」

五十嵐　「じゃ、よく考えて、えいやって決めたんじゃないんですね」

伊　勢　「はい。ステージ脇に立ったら、そうしたい気分になったんです」

五十嵐　「私は、ウィッグをとるなんてことは、考えられなかったから、その潔さが美しすぎて、感動してしまいました。なかなかできることじゃない」

伊　勢　「自分でも、そんな心境になるとは予想外で……。でも、参加してくれた皆さんが、みんな頑張って小さな一歩を踏み出しているのを見てたら、私も！　って。それで、公の場では初めてだったんですけど、ぼうず頭になっちゃった」

五十嵐　「そうだったんですか。でも、分かるな。あの場に足を運ぶってこと自体、すごく勇気がいることだと思う」

伊　勢　「そうなんです。人知れず抱えてる思いを話してくださる方が、ホントにたくさんいらっしゃって。そんな方たちと抱き合って一緒に涙を流したりしているうちに、自分ももう一歩前に出たいな、って思ったんです」

伊勢さんと初めて2人で参加した、チャリティーイベント、リレー・フォー・ライフ。1985年にアメリカで一人の医師、Dr．ゴルディー・クラットが、「がん患者は24時間、がんと向き合っている」という思いを共有し支援するために、24時間トラックを走り続けることで寄付金を募ったのが始まりです。今では、25カ国、6千カ所以上で毎年開催されるイベントとなりました。このイベントのメインは24

時間歩き続けること。交代しながら夜通し歩き続けます。リレー・フォー・ライフとは、直訳すると「命のリレー」。文字通り、命のことを思いながらタスキをつなぐのですが、そのタスキとは何か？　それは、参加して初めて知ることができました。

新潟では初開催だった、リレー・フォー・ライフですが、2日間で約1千人もの人が参加し、多くの思いを語り合いました。がん経験者だけでなく、家族や友人にがん患者がいる方、身内や親友をがんで亡くされたという方、医療関係者の皆さん、そのほか多くの応援団の皆さん……。初開催なのに、こんなに集まるとはすごいことです。

私は、7年間口にすることのできなかった思いを、このイベントで初めて語りました。

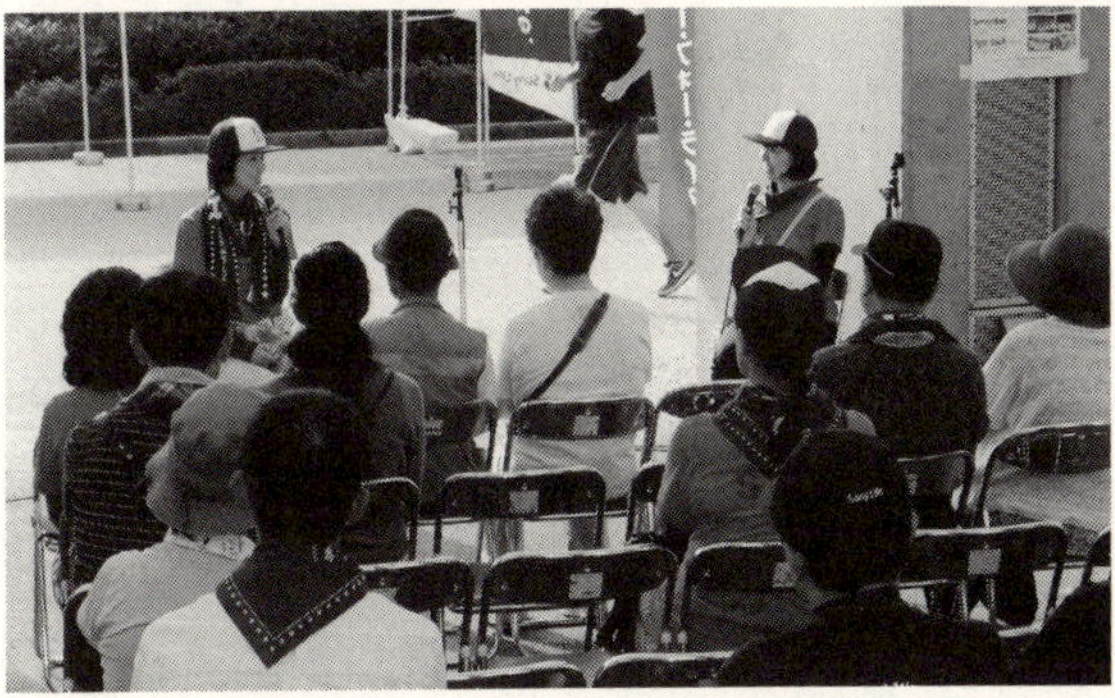

多くの方が熱心に聴いてくださったサバイバーズトーク

これだけ頑《かたく》なに、人に知られまいとこだわった自身ががんを患った経験を、家族や友人、同僚、学生、そして見ず知らずの人たちに語ることになろうとは、7年前の私が見たら、腰を抜かすでしょう。確かに、少し勇気のいることでしたが、サバイバーズトークで、語りたいことを自由に語らせていただき、なんだかスッキリ。とても晴れやかな気持ちでしたので、話し終わったとき、特に勇気を振り絞ったという感じはありませんでした。

それなのに、語る勇気に感銘を受けた、反対に勇気をもらった、自分ももっと頑張りたいと思った……など、がんの方からも、がんじゃない方からもたくさん声をかけていただきました。これは正直、意外な反応だったので、自分が語るという行為そのものが、ここまで人の心の深いところに届くというのは、大きな発見でした。また、そんな皆さんの言葉に励まされたりして、私の中の勇気も倍増。

特にうれしかったのは、私のサバイバーズトークを聞いてくださった、1週間前に初めての抗がん剤治療を受けたばかりという女性から、後日いただいたお手紙でした。

初めての抗がん剤というのは、2回目、3回目とは比較にならないほどつらいものです。1週間たって、ようやくひどい倦怠感が和らいでくるころ。全然体調は万全ではないはずなのに、ご主人に支えられながら、イベントに参加し、私のトークを聞いてくださった。そして、トークの後に声をかけてくださった。

それだけで、人前で語って本当によかったと思えるほどうれしかったのですが、その方からのお手紙には、私と話をしたことで、翌日からはまるで別人のように、力がみなぎってきたと書いてあったのです。

多くのがんで苦しんでいる人たちのお役に立てるのなら、と引き受けたサバイバーズトークでしたが、ひとりの方の支えになれた実感。**一人一人の勇気を、次は別の誰かの勇気につなげていきたい**。そう思えたこと、これこそがタスキをつなぐ、という意味だった。そして、生きていくということは、そんな、一人一人の思いをつないでいくことの連続なんだということを知りました。

ウィッグをはずした伊勢さんの姿が女神に見えたこと。それは、彼女の勇気が、たくさんの人の勇気につながった、この世で一番美しい瞬間だったからではないでしょうか。

対談⑪

未練の残る生き方

伊勢さんが、こんなブログ記事を書きました。

ガンが見つかってから1年が経ち、こんなことを考えました。

「未練がいっぱい残る人生を送ろう」

悔いは残したくないけれど、未練はいっぱいあっていい。

あぁ～　楽しいこの世におさらばしたくないなぁ～！

もっと大好きなもの食べたかったなぁ！

めっちゃ楽しかったからまた遊びたかったなぁ！

大好きなことが多すぎてまだまだやりきれないよぉ！

っていう。
死ぬときに未練がない人生は……さびしい気がした。
もっとずっと一緒にいたかったなぁ～
という大好きな人たちに囲まれて。お別れするのが超さびしくなる人生がいい。
いや……とても前向きにね。
そんなことも考えたりもしました。変かしら??
（2015年7月13日　伊勢みずほブログより抜粋して引用）

私はこの記事を読んで、思わず伊勢さんに、「ありがとう」とメールしました。この記事を書いてくれてありがとう、救われた、と。別に、伊勢さんが私のために書いた記事ではないのですが、この記事を読んだのは、19年間可愛がってきた愛猫ぴくとのお別れの日が迫っているときでした。もう頑張らなくていいよ、お休みなさいしてもいいよ、と思いつつ、もっと一緒にいたいという思いが交差して、悲しくて、さびしくてどうしようもない。そんなときに、偶然アップされた伊勢さんのブログ記事でした。

そうか。大事で大事で、本当に大切でたまらない存在だからこそ、未練タラタラで涙が止まらないんだ。いくら長く一緒にいても、それは足りることはないし、いくら愛しても足りることはない。未練があるというのは、愛した証しなんだから当たり前。そんなふうに思えたら、涙は乾くことはなくても、心は穏やかになりました。

その記事を読んだ2日後、7月15日の夜、ぴくは家族みんなに見守られて、旅立ちました。

このブログを読んだ読者のコメントには、「まだ未練なんて言うの早い。そんなこと言わないで」といったものもありました。「がん」「未練」……そういった言葉を並べると、確かに「終わり」が近づいている印象を与え

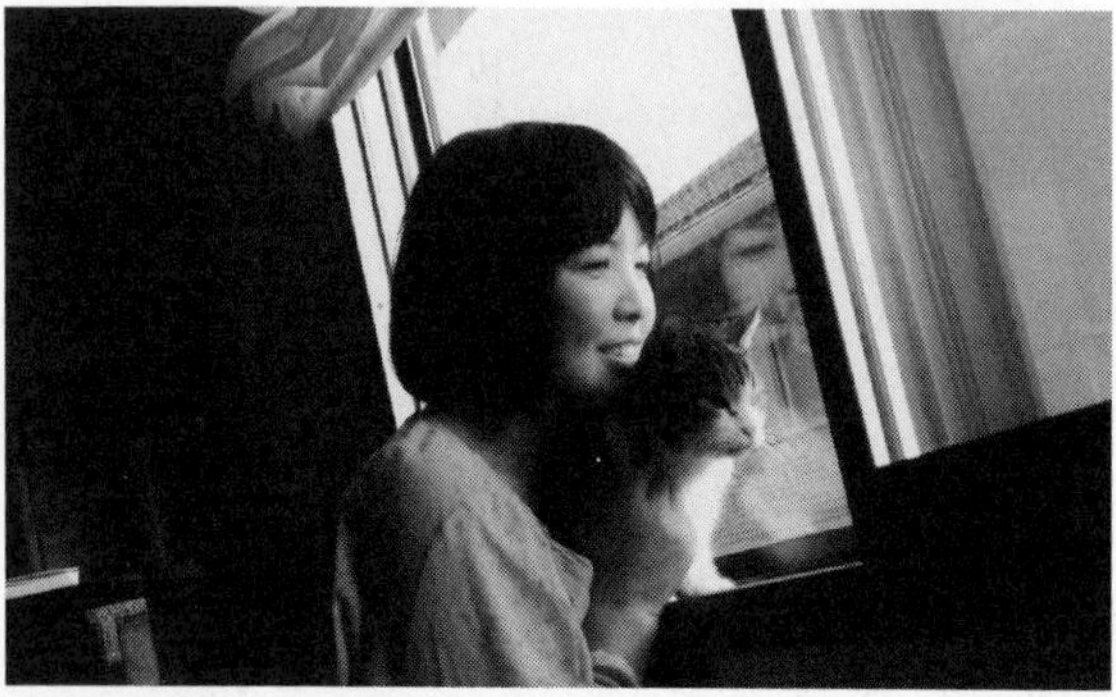

いつも支えてくれた愛猫ぴく

てしまうのも、仕方がないのかもしれません。でも、伊勢さんと病院の待合室でお友達になった若い乳がんの女の子は、このブログ記事を読んで、こんなメッセージを伊勢さんに送ったそうです。

「転移してから、未練がないように生きなければという焦りがあったけれど、未練がある生き方もいいな、と気がつきました」。

前述の礼子先生も、同じようにこのブログの話をしたところ、「未練があっていいんだと言われて気持ちが楽になった」とおっしゃってました。

私も伊勢さんが言うように、**未練がいっぱい残るくらい、大好きな人、大好きなこと、たくさんの「大好き」に囲まれた人生を送りたい**。「未練のある人生」、いいじゃないですか！　新しい生き方の哲学です。

あとがきにかえて　～語ることの意味～

五十嵐　紀子

伊勢さんと出会って私たちの経験を本にしよう、と思い立ったとき、そして、今、書き終えたとき。がん体験そのものは変わらなくとも、それをどのように本の中で語り、読み手の心に何を届けるのか、という方針には大きな変化がありました。

最初は、がんを患ったことで、世の中がとても生きづらくなる、そのことを知ってもらいたい、という思いが強くありました。がん患者であっても、生きやすい社会は、きっと誰にとっても生きやすい社会に違いない……とちょっと肩に力が入り過ぎていたように思います。そんな少々暑苦しい熱意をなだめるべく（?・）、伊勢さんと私、それぞれの体験を独白することから始めようと、編集担当の佐藤大輔さんが舵を切ってくださり、佐藤さん、伊勢さん、私の3人で集まり語り合う、それを文字にする、という作業を重ねました。

その中で気づいたのは、語ること、そしてそれを聞いてもらえることそれ自体に、計り知れないパワーがあるということ。また、語ることで誰かを勇気づける以前に、自分自身が勇気づけられるということだったのです。同じ「乳がん」を患っても、全く同じ経験ではない。思うことも違う。でも、それを語り合うことで、不思議と力が湧いてくる、自由になれる。語り合ううち、いつの間にか、がんを患った生きづらさを、ひょいっと乗り越えるしなやかさを身につけていました。

また、編集作業が進む間にも、リレー・フォー・ライフをきっかけに、多くのがん患者・経験者の方々とお話をする機会がありました。その中で、自分が勇気をもって語ることで、ほかの誰かが勇気づけられる、その姿を見てまた自身が勇気づけられ、もっとほかの人にも語りたくなるという、勇気の循環・連鎖を何度も経験しました。こうして、「語る」ということを重ねる中で、自然と、この本のコンセプトが見えてきたのです。何を伝えるべきか、ということではなく、自分自身の思いを素直に語る行為そのものが、人を勇気づけるということ。

がん看護研究に取り組んでおられる新潟大学の坂井さゆり先生がおっしゃった言葉が印象的でした。

「語ったり、文字にしたりすることは、自分の思いをなかったことにしない行為」

自分の思いがどんなものであれ、それを自分自身がまず認めてあげることの大切さを学びました。自分自身に誠実であるために、私は「語る」という選択をすることができた。それが、私にとって、がんになってつらい思いをし、苦しい治療を頑張ったご褒美にもらった最大のキャンサーギフトでした。

この本の出版に際し、まずは、新潟日報社の小田敏三社長、および、新潟日報事業社の関本道章社長より、多大なるご支援をいただきましたことに厚く御礼申し上げます。私たちに、語る場を与えてくださった、その重み、責任を胸に、人知れず苦しんでいるがん患者の方々のため、私たちにできること、すべきことを見つけ、行動することをライフワークにしていきたいと思います。

編集担当の佐藤大輔さんには、言葉選びや構成など、いつも適確なアドバイスをいただき、また、本づくりの楽しさも教えていただきました。伊勢さんと3人で語り合った大切な時間が、この本につまっています。本当にありがとうございました。

この本を手に取ってくださった、すべての皆さんの幸せと健康を願って。

２０１５年11月

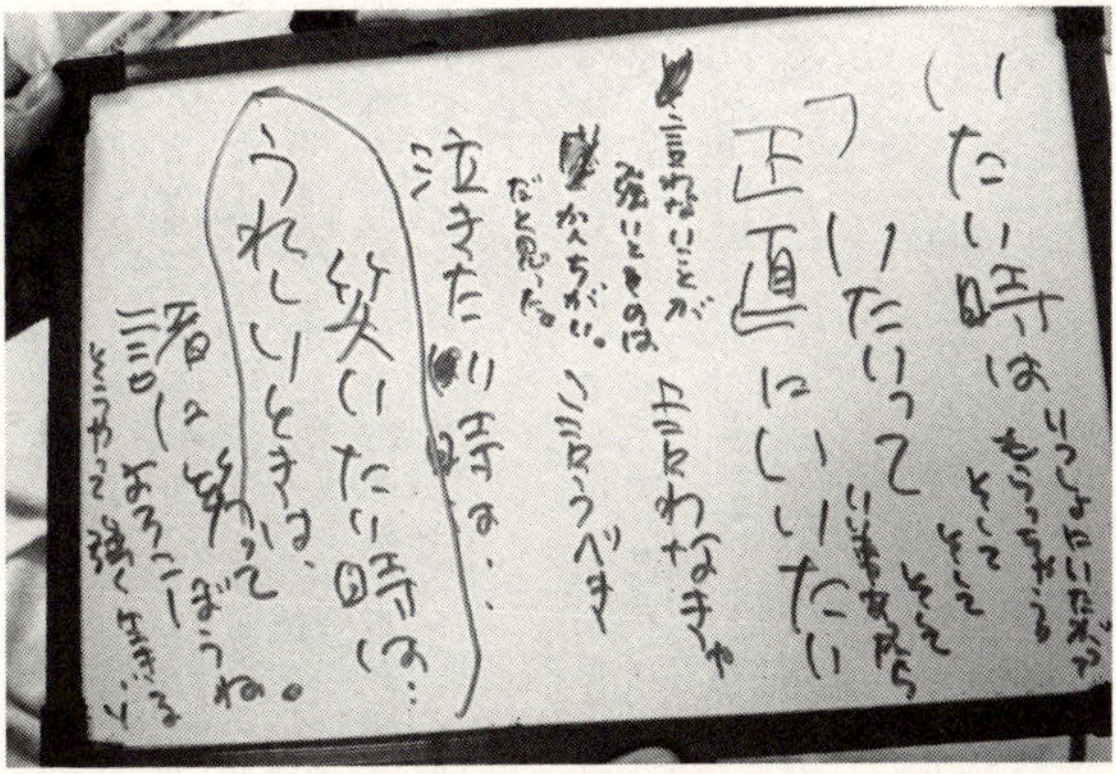

柳生真吾さんから託されたメッセージ

文庫版　あとがき

『〝がん〟のち、晴れ』は、がんの経験を書いた本ではありますが、「闘病記」というとちょっと違う気がします。病と闘った記録というより、私たちにとっては、キャンサーギフトを見つける旅の記録だからです。がんになって辛い思いをたくさんしましたが、それでも私たちは、がんになってよかったと言えるからです。がんになって辛い思いをたくさんしましたが、それでも私たちは、がんになってよかったと言えるからです。この病気を経験し、またそれを本という形にしたからこそ出会うことができた方がたくさんいます。そして、その出会いのひとつひとつが、私たちにとって生きる意味となり、力となりました。

この本を出版しようとしたときには思ってもみなかった反響がありました。がんでこれから治療を始めるという方、これから手術のために入院するという方が、「お守り」として『〝がん〟のち、晴れ』を携えてくださっていた、という話を何度もお聞きしたことです。がんという病との対峙は孤独です。そんなとき、荷物に忍ばせた『〝がん〟のち、晴れ』が静かに寄り添い、対話の相手となっていたのかもしれません。

がんで亡くなった義母も、入院をする際に『〝がん〟のち、晴れ』を荷物に入れてくれていたひとりでした。他にも持って行くべきものがあっただろうに、本を鞄《かばん》の中に入れてくれていた。決して楽観できる状態ではなく、何とことばをかけてよいものか……。家族としてとても辛いときでした。そんなときにベッド脇にあったのが『〝がん〟のち、晴れ』。人を大切に想い、丁寧に生きてきた義母でした。そのことを思い出すたび、短い間ではあったけれども、〝娘〟でいられたことの幸せを噛みしめています。本当はもっともっと長く生きていてほしかったけれど。

さて、最初の乳がん告知から10年目となる2018年、気が遠くなるほど長いと驚いた10年間の治療も過ぎてしまえばあっという間。もう少しでがんセンター通いが終わりに差しかかった頃、がんが脳に転移していることが分かりました。最初にがんと告知されてから最も恐れていたのが再発・転移でした。背中に痛みがあったりすると骨転移したのでは？　とおびえ、咳が長引くと、肺に転移？　と疑ったり……。ですが、いざ脳に転移したと聞いたときは、不思議なことにショックよりも安心したというのが正直なところでした。おかしなことと思いますよね。転移が分かって安心なんて。ですが、再発したらどうしよう、再発すると治らないのではないか、といった「分からない」ことへの不安の方が大きかったのだと思います。再発・転移したということがはっきりしたとき、そういうこともあるよね、とあまり抵抗なく受け入れることができていました。最初のがん告知のときのあがきを思うと、まるで別人のように落ち着いており、転移と聞いて動揺する家族や友人を逆に慰めていたくらいです。告知に立ち会ってくれたみずほさん、私のために泣いてくれてありがとう。自身の再発の告知には泣くことはなかったけれど、こんなふうに思ってくれるみずほさんに涙しました。生涯の友を得たこと、何よりのキャンサーギフトです。

他の臓器に転移すると、一気にステージⅣだそうです。それだけ聞くと、余命いくばくもないイメージがつきまといますが、一言にステージⅣといってもさまざまです。ましてや、医療の進歩は日進月歩。生存率○%……というのは5年、10年前の医療技術による治療成績で、今の医療技術でどれだけ生きられるのか、なんていうデータは当然ながら誰も持っていない。だから気にする必要はないよ、と分かりやすく説明してくださった先生方のおかげで安心して臨めた治療。2・5センチほどの腫瘍がありましたが、放射線によるピンポイント照射で3カ月後には1センチ以下にキュ――ッと小さくなっていました。

病院通いはまだまだ続きますが、私は自分を〝患者〟だとは思っていません。病院に行けば患者ではありますが、それは私の全てではありません。やりたいことがたくさんあって、それを一緒にやったり、応援してくれる大好きな人たちと共にいることができる、そんな幸せな世界の中に私はいます。

文庫化にあたり、『〝がん〟のち、晴れ』に新たな生命を与えてくださった幻冬舎の石原正康さん、限られた時間の中でも丁寧に編集をしてくださった君和田麻子さん、自分のことのように文庫化を喜んでくださった新潟日報事業社の佐藤大輔さん、私たちがこよなく愛する猫がいる素敵な表紙イラストを描いてくださった北原明日香さん、デザイナーの児玉明子さん、ありがとうございました。

キャンサーギフトのバトンを必要とする方に、この本が届きますように。

２０１８年12月

五十嵐紀子

文庫版　あとがき

こんなはずじゃなかった！　ということがキャンサーギフトとなって次々とやって来た！　このたびの幻冬舎様からの文庫化の話もその一つです。この本は当初、私たち二人の胸の内にある得体のしれない恐怖、不安、はたまた伝えなければと焦る周囲への感謝の気持ちを書き残し、自分たちの心を軽くしたいと綴ったものでした。

でも本はいつの間にか私たちの思ってもいなかった道を、独り歩きし始めていました。読者から寄せられる感想の中には「手術のとき、お守りとして病院に持っていきました」「罹患した友人へプレゼントしたい」などなど。感謝に堪えません。

出版したことで講演会などにも呼んでいただくことが多くなり、私たちは非常にたくさんの人々と出逢う機会ができました。講演会にはマスクをしてウィッグをかぶり目にいっぱい涙をためて聴きに来てくださる方もいらっしゃいます。そんな「同士」の皆さんとはいつも固い握手を交わし、目を見てうなずくだけで心の中が分かり合えるような気がしています。

２０１８年３月、紀子さんに乳がんの脳転移が見つかりました。紀子さんが、血液検査の腫瘍マーカーに変化が見られ、医師から精密検査を受けるようにと言われたと聞いたとき、私は元気な紀子さんとしょっちゅう会っていたので、あまり心配していませんでした。疲れたときはマーカーの数値は変動すると聞いたこともあるし……。でもやはり同じ病を授かったもの同士、どんなに「大丈夫」と自分に言い聞かせても得体のしれない不安は完全に拭えるものではない。何でも一人でできてしまうような強さを持つ紀子さんだと分かっていても、私は気がかりでした。紀子さんがPET－CTの結果を聴きに行く日、私は思い切って「もしよければ、一緒に病院に行かせてください」とラインをしました。「お願いします」という紀子さんからの短い返信が、紀子さんの今をたった一言で表しているように感じました。誰かに頼ること、甘えることの大切さを私たちはここ数年で学びました。

紀子さんが呼ばれ診察室に二人で入りました。目の前の画像を見ながら医師は、小脳のところに2センチほどの何かが写っていると告げました。このとき私は、まるで自分のことのように動揺し、言葉に詰まり感情が涙になって溢れてしまいました。乳腺外科の医師の後、脳外科に話を聴くときも一緒に行きました。「残念ながら乳がんの転移です」と静かに言った男性医師の声で、私の中のスイッチが入りました。大好きな紀子さんをお守りしなければ！　私にできることは何なんだ！　もっとこの病気のことを勉強しなければ！　転移の診断を受けてなお数日後に迫っていたアメリカ出張に行こうとする紀子さんを、私は全力で止めてしまいました。今思えばまるで恋人であるかのように、紀子さんを遠くに行かせることが嫌だったんですね。

自宅に帰ってから声が出なくなるほど泣きました。でも、私の心配をよそに、紀子さんはものすごく元気です。放射線治療がこれ以上ないほどうまくいき、後遺症なども全く出ていません。治療で使う顔全体を覆う固定用のマスクに手拭いでねじり鉢巻きをしてひょっとこにしたり、バラの花をくわえさせたりと、ひょうきんなところも相変わらず。聡明でちょっと天然な猫好きの女性のまま。紀子さんに会うたびに日進月歩の現代医学に感謝しています。

とにかく私たちは病を授かって以来、「未練の残る生き方」をしようと日々精力的に笑いながら生きています。がんになる前よりも今の方がずっと幸せ。私に訪れた最大のキャンサーギフトは「幸せを感じる感度」が思いっきり上がったこと。そして紀子さんはじめ本当にたくさんの心の友達と出逢えたことでした。

こんな私たちのわがままをききながらこの本を一緒に生み出してくださった新潟日報事業社の佐藤大輔さん、「この本は特別な感じがする」とまでおっしゃってくださった幻冬舎の石原正康さん、そして編集を担当してくださった君和田麻子さん、同年代だけにとても心強かったです。また、帯にあたたかなお言葉をくださった吉本ばななさん、関わってくださったすべての皆様に心から感謝申し上げます。

２０１８年12月

伊勢みずほ

この作品は二〇一五年十二月新潟日報事業社より刊行されたものです。
本書に登場する方々の役職、肩書きは当時のものです。
JASRAC 出 1900043-901

“がん”のち、晴《は》れ

「キャンサーギフト」という生《い》き方《かた》

伊勢《いせ》みずほ　五十嵐紀子《いがらしのりこ》

平成31年2月10日　初版発行

発行人――石原正康
編集人――袖山満一子
発行所――株式会社幻冬舎
〒151-0051東京都渋谷区千駄ヶ谷4-9-7
電話　03(5411)6222(営業)
　　　03(5411)6211(編集)
振替00120-8-767643
印刷・製本―中央精版印刷株式会社
装丁者――高橋雅之

幻冬舎文庫

ISBN978-4-344-42831-7　C0195　い-62-1

幻冬舎ホームページアドレス　http://www.gentosha.co.jp/
この本に関するご意見・ご感想をメールでお寄せいただく場合は、
comment@gentosha.co.jpまで。